Martin-Luther-Universität Halle-Wittenberg
Medizinische Fakultät
Institut für Anatomie und Zellbiologie

Rüdiger Schultka – Luminita Göbbel

Die Hallesche Anatomie und ihre Sammlungen

Ein Instituts- und Sammlungsführer

Den Gründern und Förderern
dieser Sammlungen
gewidmet

VERLAG EUROPA-LEHRMITTEL
Nourney, Vollmer GmbH & Co. KG
Düsselberger Straße 23
42781 Haan-Gruiten

Europa-Nr.: 68309

Autor:
Prof. Dr. sc. med. Rüdiger Schultka
Institut für Anatomie und Zellbiologie
Medizinische Fakultät der Martin-Luther-Universität
Halle-Wittenberg zu Halle/Saale
06097 Halle

unter Mitwirkung von

Dr. rer. nat. Luminita Göbbel
Ing. Egbert Steinicke
Dr. med. Sabine Schwarz
Dr. med. Lars-Burkhardt Sturm
Dr. med. Rudyard Klunker
Dr. med. dent. Sabine Zwiener
Dr. med. dent. Babette Kapitza
Ing. Mario Frommann
Dipl.-Historiker Michael Viebig
Andreas Heller
Constanze Olms

Photographie (technische Ausführung):
Gerald Bothe
Dagmar Kallmeyer
Dr. med. Lars-Burkhardt Sturm
Ing. Mario Frommann

2. Auflage 2005
Druck 5 4

Alle Drucke derselben Auflage sind parallel einsetzbar, da sie bis auf die Behebung von Druckfehlern untereinander unverändert sind.

ISBN 978-3-8085-6830-9

http://www.europa-lehrmittel.de
Gestaltung: GS Werbeagentur, Bad Bevensen
Layout und Satz: Typework Layoutsatz & Grafik GmbH, 86167 Augsburg
Druck: UAB BALTO print, 08217 Vilnius (LT)

Inhalt

Zum Geleit

Liebe Besucher, liebe Studierende, liebe Freunde des Hauses,
vor Ihnen liegt der Instituts- und Sammlungsführer des Institutes für Anatomie und Zellbiologie der Medizinischen Fakultät der Martin-Luther-Universität Halle-Wittenberg. Beide, das Anatomische Institut und die Meckelschen Sammlungen, haben eine lange gemeinsame Geschichte. Diese und viele bemerkenswerte Einzelheiten zur Entwicklung des Faches Anatomie, der Medizinischen Fakultät in Halle, zu Universität und Stadt, angereichert mit Hinweisen zur Stadtgeschichte und mit Anekdoten, finden Sie in diesem Führer. Er richtet sich sowohl an das Fachpublikum als auch an interessierte Laien, beide werden dieses Büchlein mit großem Gewinn lesen, da es eine Fülle an interessanten Informationen in kurzweiliger Abfolge bereithält, wovon der Leser schnell gefesselt wird.

Das vorliegende Werk beruht auf langjährigen Studien von Herrn Professor Schultka und ist Ausdruck seiner hohen Identifikation mit Institut und Sammlungen, wobei der Beruf auch zum Hobby wurde. Eine Fülle interessanter Details, leicht verständlich zusammengestellt, geben einen lebendigen Abriss über wichtige Kapitel europäischer Medizingeschichte, übersichtlich gestaltet, so dass für Medizinhistoriker, Ärzte, Studierende und Laien gleichermaßen ein ergiebiges Nachschlagewerk entstanden ist, bei dem man – quasi nebenbei – anatomisches Wissen vermittelt bekommt bzw. wieder auffrischen kann.

Das Buch wendet sich an die Besucher unserer Sammlungen. Anhand der Beschreibungen kann man sich die wichtigsten Ausstellungsstücke und ihre jeweilige medizinische bzw. medizinhistorische Einordnung erschließen. Ein solcher Führer war von vielen Besuchern angeregt und ersehnt worden. Durch ihn werden die Meckelschen Sammlungen lebendiger, besser verständlich und die Breite und Vielfalt ihrer Exponate und ihre internationale Bedeutung erkennbar. Nur wenige Universitätsstädte in Europa beherbergen eine solche Rarität.

Ich wünsche allen Freunden und Besuchern unseres Hauses viel Spaß beim Lesen und danke Herrn Kollegen Schultka herzlich für seine engagierte und exzellente Arbeit, ohne die dieser Führer nicht möglich geworden wäre.

Halle (Saale), im Juli 1998

Prof. Dr. med. Dr. agr. Bernd Fischer
Direktor des Institutes für
Anatomie und Zellbiologie

Vorwort zur 2. Auflage

Der Sammlungsführer hat seit seinem Erscheinen eine große Resonanz gefunden und bei Führungen sich als treuer Begleiter erwiesen.

Durch umfangreiche und intensive Forschungen zur Geschichte und zur Entwicklung sowie zum Bestand der Sammlungen konnten neue Erkenntnisse zu ihrem Werdegang gewonnen sowie wertvolle Präparate wiederentdeckt werden, vor allem historisch bedeutende Stücke, die zum Originalbestand der von der berühmten Ärztefamilie Meckel (Edle von Hemsbach) begründeten Sammlungen zu rechnen sind. Dazu gehören Präparate aus der Zeit von Johann Friedrich Meckel d. Ä. (1724–1774), von Philipp Friedrich Theodor Meckel (1755–1803) sowie von Johann Friedrich Meckel d. J. (1781–1833). Exemplarisch zu nennen sind die Skelete zum Meckel-Syndrom, die von J. F. Meckel d. J. 1822 mit beispielhafter Genauigkeit untersucht wurden, um die morphologischen Befunde des Syndroms detailgetreu beschreiben zu können. Inzwischen konnten auch genetische Analysen begonnen werden, um nachzuweisen, ob sich bestimmte Fehlbildungen des Sammlungsmaterials auf chromosomale Schäden zurückführen lassen. Aus methodischen Gründen und Gründen des Bestandsschutzes konzentrieren sich die Untersuchungen auf Feuchtpräparate. Die vergleichend-anatomischen Stücke gehörten ursprünglich zum zootomischen Museum, dessen Aufbau und Entwicklung wir in erster Linie J. F. Meckel d. J. zu verdanken haben. Dieser Bestand von Präparaten ist neu geordnet und neu etikettiert worden.

Insgesamt sind in allen Bereichen der Sammlungen Tausende von Präparaten untergebracht, die ständig gepflegt und erhalten werden müssen. Das öffentliche Interesse an den Sammlungen hat in den letzten Jahren erheblich zugenommen. Jährlich kommen an die zweitausend Besucher in die Sammlungen. Es sind Schüler, Studenten aller Fachrichtungen, Ärzte, Naturwissenschaftler, Angehörige von in- und ausländischen Universitäten und Hochschulen sowie viele interessierte Bürger aus den verschiedensten Regionen unseres Landes. Nach Besichtigung der Sammlungen sind sie überzeugt, eine großartige Kollektion von anatomischen Präparaten gesehen und bestaunt zu haben. Unsere Aufgabe und Pflicht muss es sein, alles zu tun, die Meckelschen Sammlungen als Hort der Erkenntnis und des Wissens in ihrer Gänze zu erhalten, damit sich auch die nachfolgenden Generationen von den großartigen Leistungen der „alten" Anatomen überzeugen sowie einen nachhaltigen und bleibenden Eindruck gewinnen können.

Halle, im Frühjahr 2005 Rüdiger Schultka

Zur Geschichte der Halleschen Anatomie

Das Anatomische Institut

Inmitten der Stadt, unweit vom Markt, nahe dem Steintor in der Großen Steinstraße 52, befindet sich das Institut für Anatomie und Zellbiologie, eine der traditionsreichen Lehr- und Forschungsstätten der Universität. Das Institutsgebäude wurde in den Jahren von 1878 bis 1880 als neue Anatomische Anstalt errichtet. Es gehört zu den schönsten halleschen Universitätsbauten. Die Baukosten beliefen sich seinerzeit auf 380.000 Mark, einschließlich der

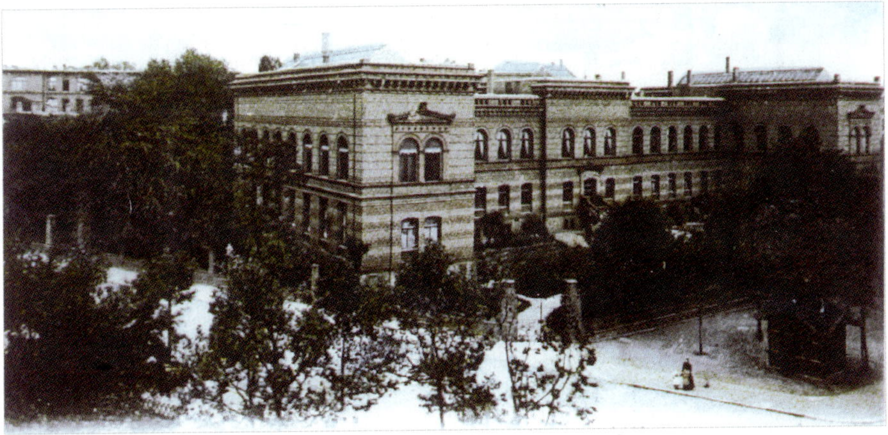

Das Bild präsentiert dem Betrachter einen Eindruck von der Schönheit des 1880 eingeweihten neuen Anatomischen Institutes. Stimmungsbild aus der Zeit um die Jahrhundertwende.

mobilen Einrichtung. Die Anatomie befindet sich am Rande des Klinikums in der Magdeburger Straße, eines um 1880 auf der etwa 8 ha großen Maillen- oder Marienbreite entstandenen Ensembles von medizinischen Lehrinstituten und Kliniken, die unter der Leitung des Landbauinspektors Ludwig von Tiedemann ([1841 – 1908], Universitätsarchitekt von 1874 bis 1881) gebaut wurden. Das Gebäudeensemble wird heute Altklinikum genannt, um es vom neuen Kliniksgelände in Halles Stadtteil Kröllwitz zu unterscheiden. Die ältere Bezeichnung „Institut für Anatomie“ wurde 1993 zum Namen „Institut für Anatomie und Zellbiologie“ erweitert.

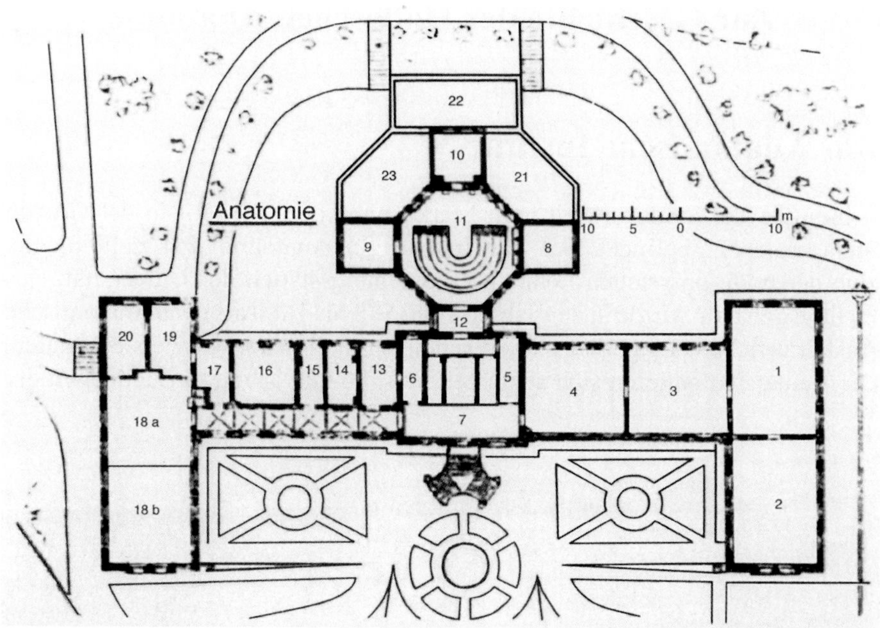

Kellergeschoß

1./2. Wohnung des Custos.
3. Wohnung des II. Dieners.
4. Wohnung des I. Dieners.
5./6. Passage.
7. Flur.
8. Hundestall.
9. Kaninchenstall.
10. Macerationsküche.
11. Aquarium.
12. Verbindungshalle.
13. Closets.
14.– 16. Keller, zu den drei Dienstwohnungen gehör.
17. Waschküche.
18. a Leichenkeller, b anatomische Küchen.
19./20. Eiskeller.
21. Hundehof.
22. Knochenbleiche.
23. Kaninchenhof.

Erdgeschoß

1–4. Menschlich anatomisches Museum.
5. Portierloge.
6. Gerätekammer.
7. Vestibül.
8. Spirituskästen.
9. Clausurzimmer.
10. Manualsammlung.
11. Anatomisches Theater.
12. Verbindungshalle.
13. Custos.
14. Mechanische Werkstätte.
15. Vorzimmer des Directors.
16. Arbeitszimmer des Direct.
17. Bibliothek.
18. Präparirsaal.
19. Prosector.
20. Sectionszimmer des Prof.

I. Stockwerk

1–4. Vergleichend anatomisches Museum
5. Arbeitszimmer für Reparaturen.
6. Treppe z. Dachgeschoss.
7. Vestibül.
13. Glaskammer.
14./15. Mikroskopirzimmer für die Geübteren.
16. Assistentenzimmer.
17. Chemisches Laboratorium.
18. a Hörsaal, b Mikroskopirsaal.
19. Director der histologischen Abteilung.
20. Manualsammlung.

Dachgeschoss

1./2. Reserve Sammlungssäle.
3./4. Bodenraum.
5.–7. Reserve-Sammlungssaal.
13.–17. Bodenraum.
18.–20. Sammlung der Weichthiere.

Grundriss des Anatomischen Institutes mit Verteilung der Räume in den Geschossen des Gebäudes.

Das großzügig geplante und angelegte Institutsgebäude, nun bereits über 100 Jahre alt, ist ein wissenschaftlicher Zweckbau. Ihm vorgelagert ist ein kleiner Park, dessen riesige Bäume das Haus vor dem Lärm der Straße schützen. Das Gebäude betritt man über eine weit ausladende Treppe. Man befindet sich nun im Vestibül des Institutes und sieht sich einem imposanten Treppenaufgang gegenüber. Diesen muss man erklimmen, um den Hörsaal zu erreichen.

Die axiale Bauweise, die noch bis zu Beginn des 20. Jahrhunderts für die Errichtung einer Reihe von anatomischen Instituten und anderen Universitätsbauten des In- und Auslandes typisch war, lässt sich leicht erkennen, wenn man sich dem Gebäude von der Steinstraße nähert. Der Mittelbau mit Vestibül und Treppenaufgang zum Hörsaal teilt das Haus in zwei Hälften. Flankiert wird das Institut durch die Seitenflügel. Hinter dem Mittelteil des Gebäudes liegt, fast selbständig, das bauliche Kleinod des Institutes: der Hörsaal, wie ein Amphitheater, mit hufeisenförmig angeordneten Sitzreihen, ursprünglich fünf, auf denen immerhin 137 Studenten Platz finden konnten. In der Mitte des Hörsaales stand über lange Zeit ein Demonstrationstisch

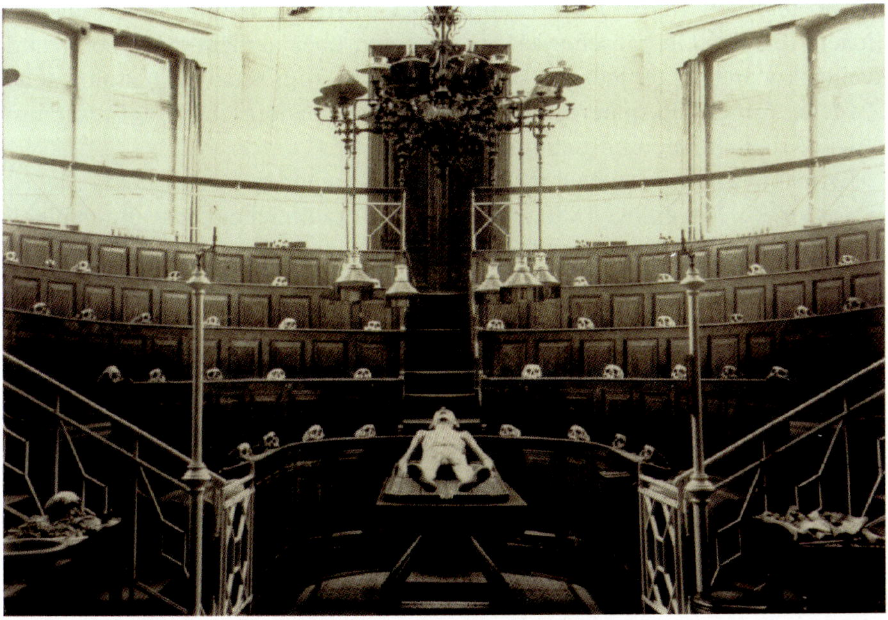

Blick in den Hörsaal des Anatomischen Institutes um die Jahrhundertwende. Der Hörsaal ist vorbereitet für eine Vorlesung über die Anatomie des Kopfes. Als Studienmaterial sind Schädel ausgelegt.

mit drehbarer Schieferplatte, auf welcher der Leichnam für den anatomischen Unterricht während der Vorlesungen abgelegt wurde. Außerhalb der Vorlesungsstunden wurde das Auditorium ursprünglich noch als Demonstrations- und Repetitionsraum genutzt. Ein besonderer Vorteil des Hörsaales besteht darin, dass dieser über ein kurzes Bausegment mit dem Mittelbau des Institutes verbunden ist, so dass die Studierenden den Hörsaal über Vestibül und Treppenaufgang rasch erreichen können. Sie betreten ihn durch eine große Flügeltür, die sich gegenüber dem Platz des Vorlesenden befindet. Zu spät kommende Studenten stören somit den Professor oder Dozenten bei der Vorlesung nicht, wie es oft in jenen, in der Vergangenheit errichteten anatomischen Hörsälen der Fall war, die sich nur vom Vorlesungs- und Demonstrationsplatz des Dozierenden aus begehen ließen.

Der einstige Präpariersaal – jetzt Mikroskopiersaal – im Parterre des Institutes wurde, damals völlig ausreichend, für 70 Kursteilnehmer gebaut; denn die Anzahl der an den Präparierübungen teilnehmenden Studenten lag nach den Angaben Hermann Welckers von 1859/60 bis 1875/76 im Mittel bei 36 und von 1876/77 bis 1880 bei 42. Übrigens befanden sich im östlichen Teil des Obergeschosses ein weiterer, aber eindeutig kleinerer und rechteckig angelegter Hörsaal sowie der Mikroskopiersaal für histologische Zwecke. Auf Grund späterer Umbauten entstanden dort ein Bibliotheksraum sowie Arbeitsräume und Laboratorien.

Erster Hausherr des neuen Institutes war Hermann Welcker (1822–1897), der es am 22. November 1880 in Anwesenheit zahlreicher Gäste durch einen Vortrag über Wirbelsäule und Becken feierlich einweihte. Bei der Errichtung des Gebäudes nahm er auf die Größenverhältnisse entscheidend Einfluss. Fast die Hälfte des Institutes blieb, vom Parterre bis zum Dachgeschoss, den Anatomischen Sammlungen vorbehalten, denn nach dem von Alfred Wilhelm Volkmann ([1801–1877], Lehrstuhlinhaber für Anatomie in Halle von 1854 bis 1876) und Max Schultze (1825–1874) im Jahre 1857 angelegten Accessionskatalog belief sich die Anzahl der Präparate um 1880 auf nahezu 7.000 Stück. Diese mussten über drei Etagen im westlichen, d. h. vom Institutseingang rechten Teil des neuen Anatomiegebäudes untergebracht werden, im Parterre die menschlich-anatomische und im Obergeschoss die vergleichend-anatomische Sammlung. Im Dachgeschoss befanden sich Reservesammlungsräume für Dubletten und weitere Präparate, außerdem die Sammlung für Weichtiere im Seitenflügel der östlichen, vom Eingang linken Seite des Institutes.

Mit der Fertigstellung des neuen prachtvollen Anatomiegebäudes trat der langersehnte Wandel in den bis dahin wenig geeigneten baulichen Verhältnissen und ungünstigen Arbeitsbedingungen ein, denn die alte Hallesche Anatomie befand sich seit nahezu einem Jahrhundert in der ehemaligen erzbischöflichen Residenz und verfügte über z. T. klosterzellenähnliche Räume, so dass der Unterricht in bedenklicher Weise beeinträchtigt war. Der Hörsaal fasste höchstens 25 bis 30 Zuhörer, der Präpariersaal, 10 m lang und 7,5 m tief, hatte nur 4 Fenster und bot eine völlig unzureichende Anzahl von Arbeitsplätzen. Die Laboratorien der Dozenten waren zu klein

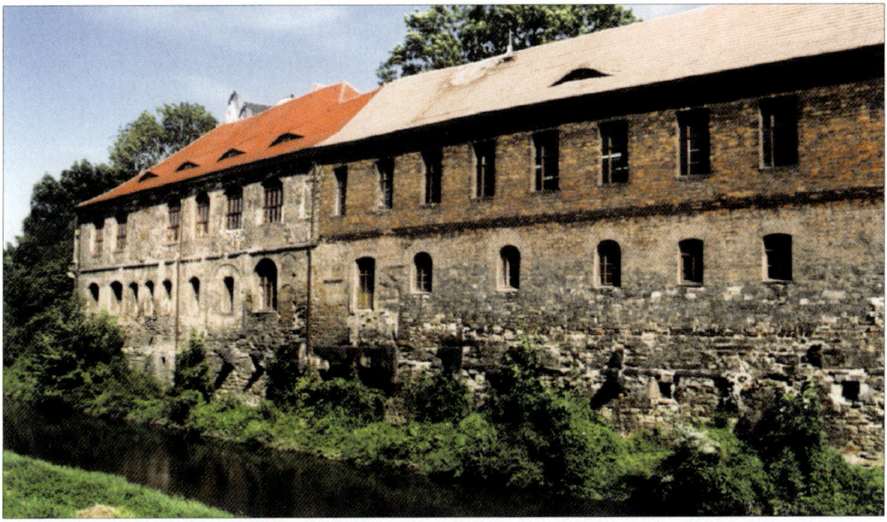

Die Hallesche Residenz, in der sich 90 Jahre (bis 1880) die Anatomie befand.

und schlecht beleuchtet. Die Säle, in denen die umfangreichen Sammlungen aufgestellt waren, hatten nicht die notwendige Raumgröße. Außerdem musste die Anatomie einen Flügel mit den Sammlungen des historischen Vereins, dem Universitätskarzer einschließlich Wärterwohnung und dem mineralogischen Institut teilen.

Seit Erbauung des neuen halleschen Anatomischen Institutes führten Baumaßnahmen in unterschiedlich großem Umfange zu erforderlichen infrastrukturellen und räumlichen Veränderungen, die sich durch die Wandlungen in Lehre und Forschung ergaben. Die Anzahl der Studierenden stieg seit Beginn des neuen Jahrhunderts explosionsartig, so dass neue Funktionsräume, z. B. ein weiterer Präpariersaal im Parterre, geschaffen

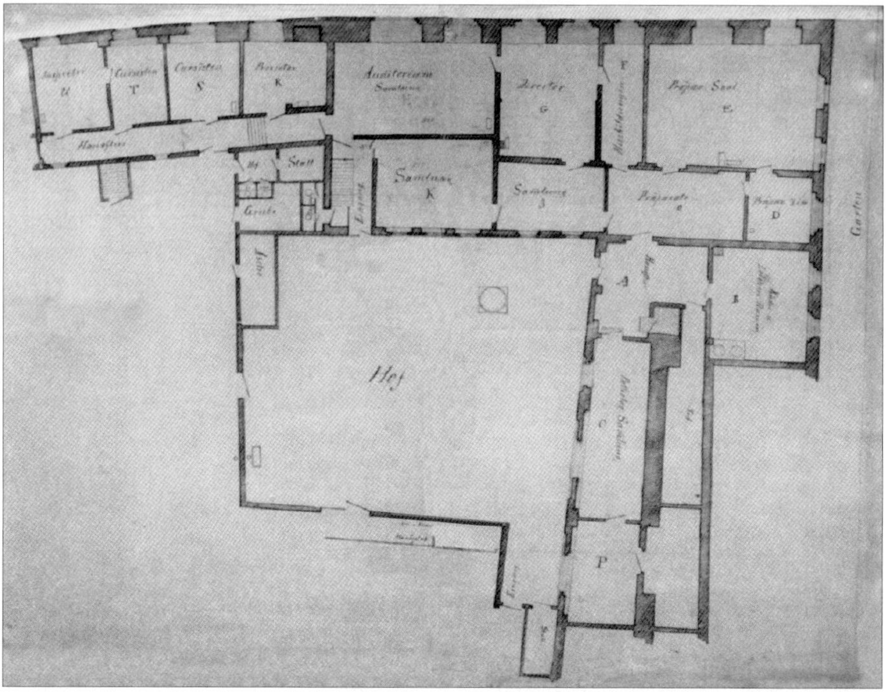

Lageplan der Anatomie in der Residenz, Maßstab 1:100; gez. von G. M. Klautsch.

werden mussten. Der Hörsaal erhielt eine Sitzreihe mehr. Die Anatomischen Sammlungen wanderten schließlich in das Dachgeschoss der Seitenflügel, wo die meisten Präparate in über 50 großen verglasten stabeisernen Schränken zu finden sind. Die Schränke sind Einzelanfertigungen aus der Welcker-Zeit und kosteten je Stück etwas über 600 Mark.

Die Wissenschaft: Was ist, was bedeutet Anatomie?

Diese Frage stellt sich dem interessierten Laien oder dem medizinischen Anfänger, sobald er mit dem Begriff „Anatomie“ in Berührung kommt. Aus medizinischer Sicht ist Anatomie die Wissenschaft und die Lehre vom Aufbau des menschlichen Körpers. Anatomie ist aber im ursprünglichen Sinne Zergliederungskunst, denn das Wort ist aus dem Griechischen (ἀνατέμνειν) abgeleitet und bedeutet aufschneiden und zergliedern. Umfassende Kenntnisse zur Anatomie des Menschen bilden einen wichtigen Ausgangspunkt des ärztlichen Handelns. Diese Kenntnisse eignet sich der angehende Arzt und Zahnarzt in einem Präparierkurs an, in welchem menschliche Leichname

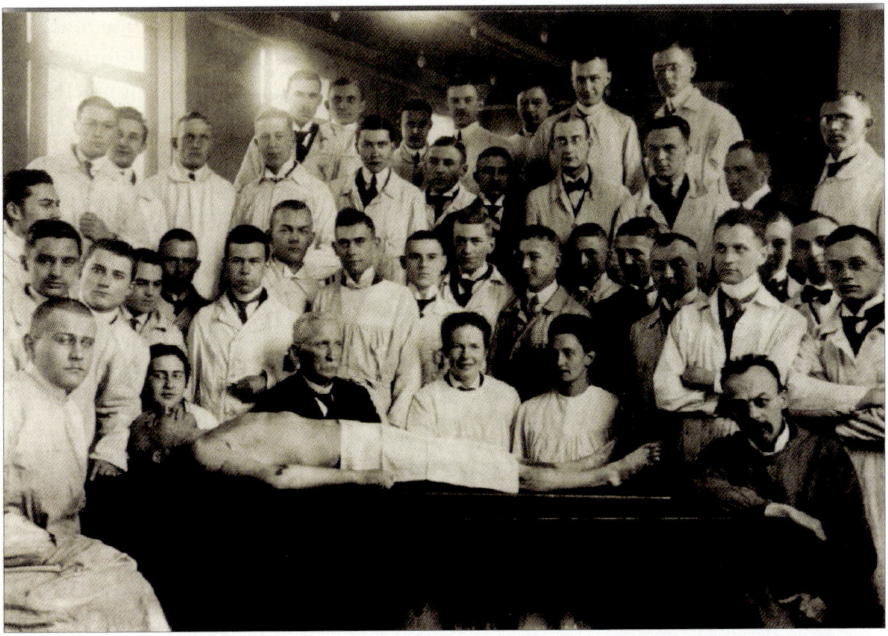

W. Roux, in der Mitte sitzend, und Prosektor P. Eisler, rechts vorn, mit Studierenden auf dem Präpariersaal.

zergliedert werden. Das große Ereignis jedes Medizin- und Zahnmedizin-Studenten zu Beginn seines Studiums ist deshalb der Präparierkurs. In einem solchen Kurs lernen die Studierenden, wo sich die inneren Organe wie Herz, Magen, Leber und Nieren, aber auch Gelenke, Muskeln, Blutgefäße, Nerven im menschlichen Körper befinden.

Erste Sektionen von menschlichen Leichen wurden bereits vor der Zeitenwende im ägyptischen Alexandria durchgeführt. Als der hervorragendste Anatom der alexandrinischen Schule gilt Herophilos aus Chalkedon (um 300 v. u. Z.). In Alexandrien, allerdings nach der Zeitenwende, studierte auch Galen (129–199 u. Z.) und brachte dort seine Studien zum Abschluss. In seiner späteren intensiven Tätigkeit als Arzt und Forscher war es ihm aber kaum möglich, menschliche Leichen zu zergliedern. Er wandte sich in seinen Untersuchungen dem tierischen Körper zu, und da er vieles auf den Menschen übertrug, mussten seine Beschreibungen über den Bau des menschlichen Körpers zahlreiche Irrtümer enthalten. Diese blieben unangetastet, wurden nicht korrigiert, so dass Stagnation und Rückschritt der anatomischen Wissenschaft die Folge waren. Die Entwicklung der menschlichen Anatomie ging nicht weiter. Aus verschiedenen Gründen trat eine jahrhundertelange Pause ein, ehe nach Überwindung dogmatischer Einflüsse ab dem 14. Jahrhundert zuerst in Bologna, Padua und Florenz, später in Wien und Paris wieder menschliche Leichen seziert werden konnten. An den deutschen Universitäten waren es bis gegen Ende des 17. Jahrhunderts gelegentliche Schausektionen, die als akademischer Akt mit besonderer feierlicher Einladung veranstaltet wurden. Die ersten Präparierkurse wurden in Straßburg zu Beginn des 18. Jahrhunderts eingeführt und etablierten sich mit größerem Zeitverzug auch in Halle. Man sprach von praktischen Übungen in der Zergliederungskunst oder von anatomischen Sezier- bzw. Präparierübungen.

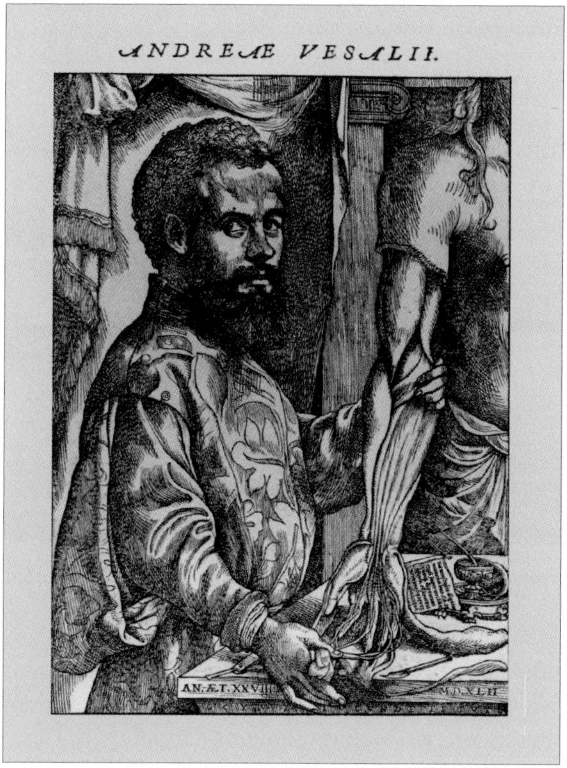

Andreas Vesalius (1514–1564), Begründer der modernen Anatomie.

Als herausragender Begründer der neuzeitlichen menschlichen Anatomie ist der Arzt und Anatom Andreas Vesalius (1514–1564) in die Wissenschaftsgeschichte eingegangen. Er erforschte im 16. Jahrhundert systematisch die Anatomie des menschlichen Körpers. Im Jahre 1543 erschien seine „De humani corporis fabrica libri septem", das erste moderne Lehrbuch und Standardwerk der menschlichen Anatomie. Im 17. Jahrhundert war man bereits erfolgreich in der Lage, anschauliche haltbare anatomische Präparate herzustellen; es entstanden eindrucksvolle anatomische Sammlungen. Es waren private Kollektionen, die sich der Anatomie-Professor zulegen musste, um demonstrieren und den Mangel an Leichen, die für die anatomischen Sektionen erforderlich waren, überbrücken zu können. Darüber hinaus wurden die Sammlungen zum Forschungsmittel. Auch wandelte sich die Tätigkeit der Anatomen, die anfangs noch die Naturwissenschaften, z. B. die Botanik, an der Medizinischen Fakultät vertraten, wie z. B. Johann Friedrich Meckel d. Ä. in Berlin, und im 18. Jahrhundert noch praktizierten und die Chirurgie und Geburtshilfe auch theoretisch zu vertreten hatten, wie auch noch sein Sohn Philipp. Ihre Nachfolger konzentrierten sich mehr und mehr auf ihr eigenes Fachgebiet und betrieben systematische Grundlagenforschung. Die Entwicklung von optischen Hilfsmitteln, vor allem des Mikroskopes, ermöglichte es, in die strukturellen Feinheiten einzudringen. Gewebe und Zellen wurden genauestens untersucht, und inzwischen sind Anatomen bis in den molekularen Auflösungsbereich vorgedrungen, so dass das wissenschaftliche Betätigungsfeld der modernen Anatomie von der makroskopischen Struktur bis zu den Genen reicht.

Die Anatomie-Professoren der Halleschen Universität

Wer vertrat und lehrte in Halle die Anatomie seit Gründung der Universität? Diese Frage soll zunächst beantwortet werden, bevor auf Entstehung und Entwicklung der halleschen Anatomischen Sammlungen eingegangen wird. Aus Platzgründen können keinesfalls alle anatomischen Vertreter Erwähnung finden, aber einige müssen hervorgehoben werden, da sie die Geschicke der Universität, der Medizinischen Fakultät und des Anatomischen Institutes wesentlich beeinflusst haben. Eine namentliche chronologische Aufstellung der in Halle führenden Anatomie-Professoren bzw. wirkenden Anatomie-Direktoren sind im Anhang zu finden.

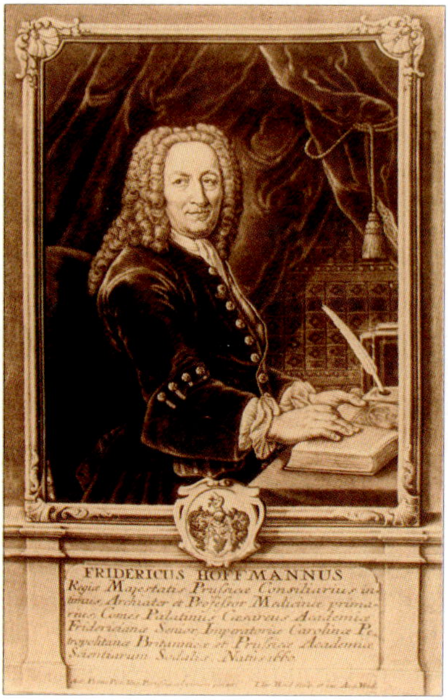

Friedrich Hoffmann (1660–1742).

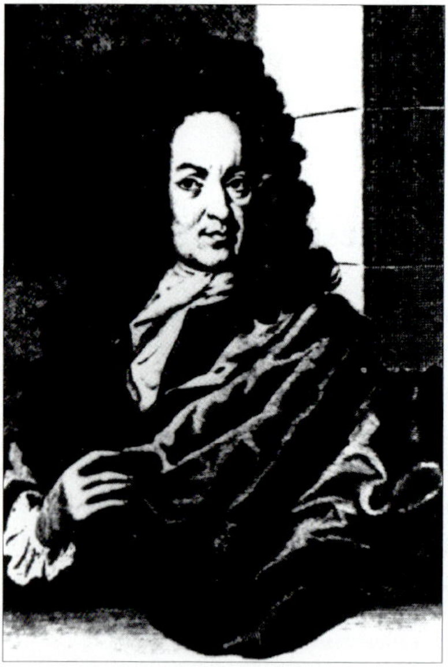

Georg Ernst Stahl (1659–1734).

Seit Gründung der Halleschen Universität im Jahre 1694 haben sich hervorragende Persönlichkeiten um die Entwicklung von anatomischer Forschung und Lehre verdient gemacht. Kein Geringerer als *Friedrich Hoffmann* (1660–1742), Erfinder der berühmten Hoffmanns-Tropfen, des vielseitigen Hausmittels, bestehend aus Weingeist und Äther, lehrte in Halle Anatomie. Als Professor primarius practicus vertrat er die Fachrichtungen Anatomie, Chirurgie und Chemie. *Georg Ernst Stahl* (1659–1734) übernahm die Physiologie, Pathologie, Hygiene und Materia medica. Ein Anatomisches Theatrum bzw. Institut existierte in den ersten Jahrzehnten des Universitätsbetriebes noch nicht, wie es z. B. bereits in Leipzig, Basel, Tübingen, Freiburg, Helmstedt und Wittenberg der Fall war. Gelegentliche Schausektionen erfolgten in Halle auf der städtischen Waage, sogar im Gasthaus zum Kühlen Brunnen, im Spital, im Zuchthaus oder in der vom halleschen Magistrat gemieteten Anatomiekammer, die bald wieder aufgekündigt wurde. Friedrich Hoffmann hat mehrere öffentliche Anatomien – Anatomiae publicae, wie sie genannt wurden – verrichtet, auch Ernst Stahl führte anatomische Demonstrationen durch. Es gab indes Jahre, in denen nicht eine einzige Sektion zur Ausbildung am menschlichen Körper anfiel.

Erst *Georg Daniel Coschwitz* (1679–1729), ein Schüler Stahls, war es, der 30 Jahre nach der Eröffnung der Halleschen Universität, in einem Anbau des alten halleschen Ballhauses am Paradeplatz aus eigenen Mitteln das erste hallesche anatomische Lehrinstitut errichtete, das im Dezember 1727 feierlich eröffnet wurde und nach dem Tode Coschwitzens durch die neuberufenen Anatomen käuflich erworben werden musste. Die Einrichtung des Coschwitzschen Theatrum anatomicum, das vor allem aus einem Hörsaal bestand, in dessen Mitte der Demonstrationstisch aufgestellt war, bedeutete einen spürbaren Fortschritt. Coschwitz bewirkte auch die Einrichtung einer Prosektur, die durch Gottlieb Lysthenius (1696–1763) eingenommen wurde. Die Unterrichtstätigkeit im anatomischen Sezieren wurde auf einen Adlatus, d. h. auf einen Helfer übertragen. Die Bezeichnung „Prosektor“ erfuhr im Verlauf der Jahrhunderte gewissermaßen einen Bedeutungswandel. Im Mittelalter war es ein Gehilfe, der die Aufgabe hatte, bei öffentlichen Sektionen den Leichnam zu zergliedern, während der Professor vorlas und Erklärungen abgab. Dazu gehörte außerdem noch der Demonstrator, der die anatomischen Strukturen zeigte. Später hatte der Prosektor die Leichen für das Vorzeigen vorzubereiten und anatomische Präparate für den Unterricht oder für das anatomische Museum der Lehreinrichtung anzufertigen. Die Position erfuhr dann insofern eine Aufwertung, als der Prosektor Aufgaben eines akademischen Lehrers übernahm und nach dem leitenden Anatomie-

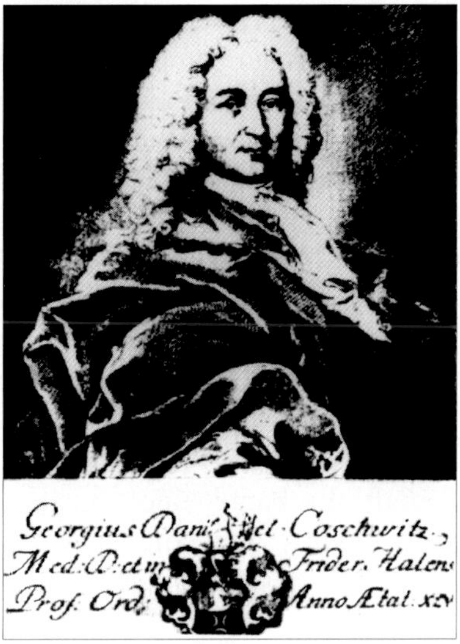

Georg Daniel Coschwitz (1679–1729).

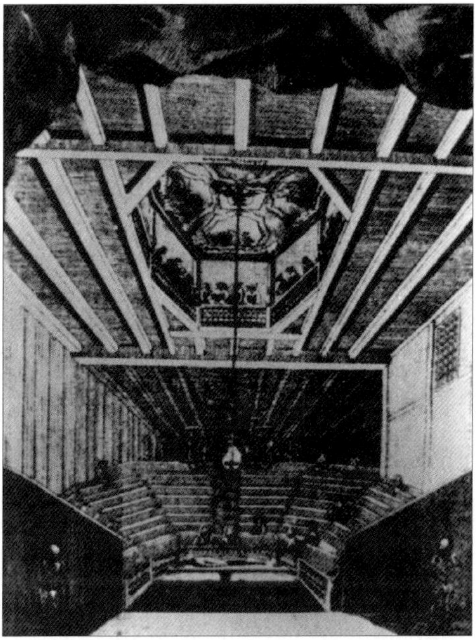

Das 1727 eingeweihte Coschwitzsche Theatrum anatomicum.

Professor die zweite Stelle einnahm. Bei Verhinderung hatte er diesen in seinen Vorlesungen zu vertreten. Allmählich entstanden in den Instituten Arbeitsbereiche mit Abteilungscharakter, die man als Prosekturen bezeichnet. Sie gibt es auch in den Fachrichtungen der Pathologie und Gerichtsmedizin.

Aber zurück zur halleschen Anatomiegeschichte. Nach kurzer Amtszeit von *Johann Friedrich Becker* (1699–1730) folgte *Johann Friedrich Cassebohm* (1699–1743), der nicht nur anatomische Demonstrationen, sondern auch Präparierübungen unter Anleitung abhielt. Es wurde eine Präparieranleitung inauguriert. Das Ziel bestand darin, die Studenten zu eigener Seziertätigkeit zu führen und manuelle Fertigkeiten zu vermitteln. Cassebohm, dessen wichtigstes Forschungsobjekt die Anatomie des Ohres war, beherrschte die Herstellung von Präparaten, insbesondere von Injektionspräparaten, meisterhaft. Er baute eine eigene anatomische Sammlung auf. Der Weggang Cassebohms von Halle nach Berlin hinterließ eine empfindliche Lücke, denn er war ein ausgezeichneter Anatom und Osteologe.

Ab 1741 übernahm *Philipp Adolph Böhmer* (1717–1789), der übrigens seinen Nachfolgern die Kosten für das Coschwitzsche Theatrum anatomicum erließ, die Pflichten des Anatomen in Halle. Chirurgie und Gynäkologie kamen als Fachgebiete hinzu. In seiner Aufgabenerfüllung vernachlässigte Böhmer den anatomischen Unterricht allmählich. Öffentliche Sektionen führte dann meist *Johann August Wohlfahrt* (1712–1784), seit 1762 Prosektor, durch, der sich nach besten Kräften bemühte, „den anatomischen Unterricht auf einem gewissen Niveau zu halten“ (Kaiser, 1970). Um die anatomische Lehre war es schließlich nicht gut bestellt. Es gab Beschwerden und Rügen. Erst *Philipp Friedrich Theodor Meckel* (1755–1803) und *Johann Friedrich Meckel d. J.* (1781–1833) – Vater und Sohn – brachten die Anatomie in Halle im 18. und 19. Jahrhundert wieder zur Blüte. Ph. Meckel wurde 1777 – zu diesem Zeitpunkt 22-jährig! – zum ordentlichen Professor in Halle ernannt, nahm indes erst Ende 1779 seine Verpflichtungen wahr. Er brachte anatomische Präparate, die er nach dem Tode seines Vaters Johann Friedrich Meckel d. Ä. (1724–1774) als Erbstücke übernommen hatte, mit nach Halle. Philipp Meckel und vor allem sein Sohn bauten diese Sammlung zu einer in Europa bis heute stark beachteten Lehr- und Forschungssammlung aus. Johann Friedrich Meckel d. J. war ein hervorragender vergleichender Anatom und ist als Begründer der wissenschaftlichen Teratologie, der Lehre von den Fehlbildungen, in die Historie eingegangen. Zahlreiche Forschungspräparate sind bis heute erhalten geblieben. Auf die Meckels soll in einem der nächsten Abschnitte genauer eingegangen werden.

Es sei noch hinzugefügt, dass nach dem Tode Ph. Meckels der weithin bekannte *Justus Christian Loder* (1753–1832) nach Halle berufen wurde und hier die Anatomie von 1803 bis 1806 vertrat, bevor ihn sein Weg nach Moskau führte, wo er 1819 ein neues Anatomisches Institut gründete. Vor seiner Zeit in Halle war Loder seit 1778 an der Jenaer Universität als ordentlicher Professor für Anatomie, Chirurgie und Hebammenkunst tätig; er hatte dort enge wissenschaftliche Verbindungen zu dem Dichter und Naturforscher J. W. v. Goethe (1749–1832). Loder besaß eine umfassende anatomische Sammlung, die er nach Halle brachte und dann nach Moskau mitnahm.

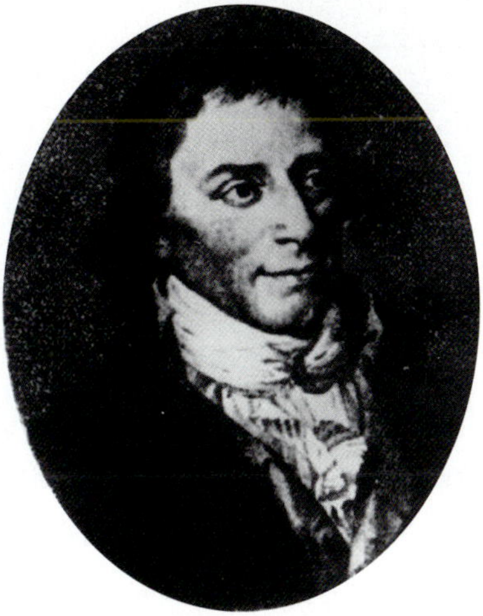

Justus Christian Loder (1753–1832).

In der zweiten Hälfte des 19. und zu Beginn des 20. Jahrhunderts haben vor allem die Anatomen *Alfred Wilhelm Volkmann* (1801–1877), *Hermann Welcker* (1822–1897) und *Wilhelm Roux* (1850–1924) das wissenschaftliche Ansehen der Universität entscheidend gefördert.

A. W. Volkmann, als Anatom unmittelbarer Nachfolger von *E. d'Alton* (1803–1854) und Vater des halleschen Chirurgen Richard von Volkmann (1830–1889), war ein ausgezeichneter Anatom und Physiologe, vor allem auch Kenner der Osteologie, der Knochenlehre. Die querverlaufenden gefäßführenden Kanäle, die sich mit den Kanälen der Haversschen Systeme der kompakten Substanz des Knochens verbinden, sind nach ihm benannt.

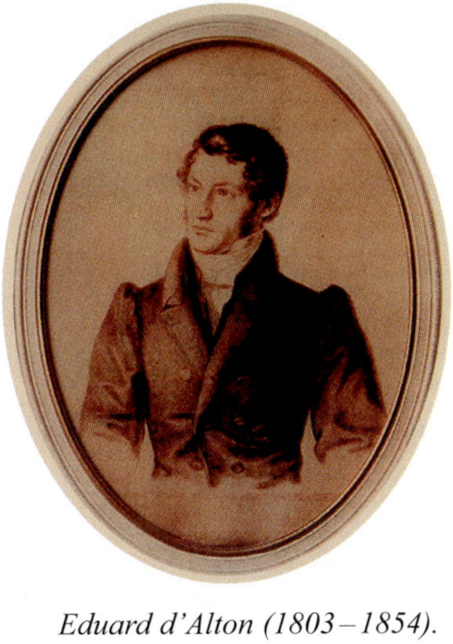

Eduard d'Alton (1803–1854).

H. Welcker, erster Hausherr des 1880 eingeweihten neuen Anatomischen Institutes, war ein exzellenter makroskopischer und mikroskopischer Anatom und sehr geübt in der Präparationskunst. Er entwickelte ein präzis arbeitendes Mikrotom sowie einen zuverlässigen mikroskopischen Messapparat zur

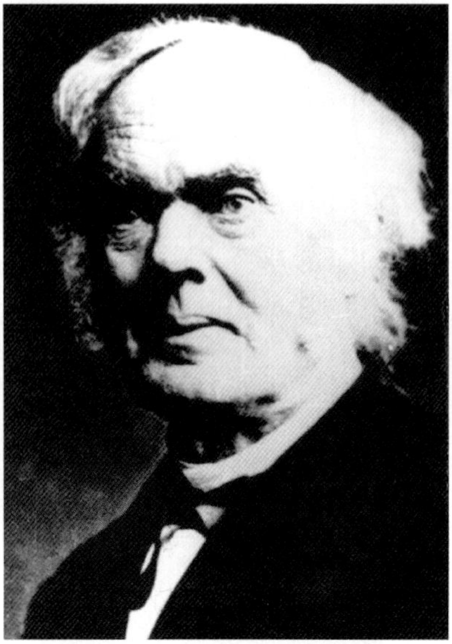

Alfred Wilhelm Volkmann (1801–1877).

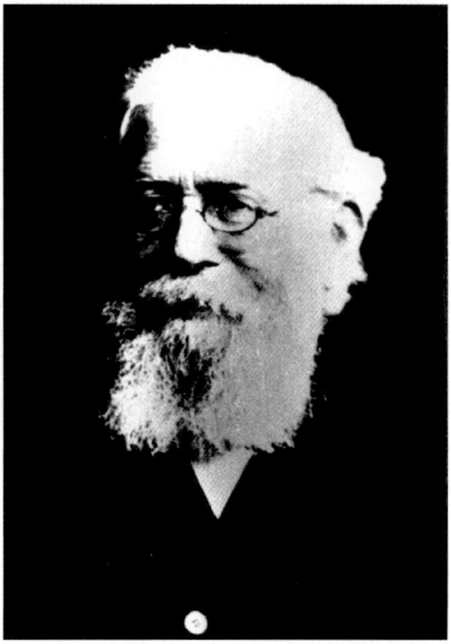

Hermann Welcker (1822–1897).

quantitativen Bestimmung von roten Blutkörperchen. Seine wissenschaftlichen Leistungen verbinden sich mit seinen umfassenden Untersuchungen zur Anthropologie und zu Messungen an menschlichen Schädeln, um Aussagen über das Schädelwachstum sowie zur Identität von Schädeln treffen zu können.

W. Roux, 26 Jahre Direktor des Anatomischen Institutes, begründete eine neue Forschungsrichtung, die Entwicklungsmechanik, im heutigen Sprachgebrauch als Entwicklungsphysiologie oder Entwicklungsbiologie bezeichnet. Seine Untersuchungen waren auf die Aufdeckung von Gestaltungsvorgängen, Wirkungsgrößen und -weisen in der frühen Embryonalentwicklung ausgerichtet. Obwohl er bereits vor seinem halleschen Direktorat sein gewaltiges Geisteswerk zur Entwicklungsmechanik geleistet hatte, brachte die Zeit in Halle noch wesentliche Ergebnisse auf diesem Gebiet, überdies zur funktionellen Anpassung sowie zu kausal-anatomischen Fragestellungen. Roux' Nachfolge trat *Hermann Stieve* (1886–1952) an, der als Anatom in Halle bis 1935 wirkte und in den 14 Jahren seines halleschen Direktorates entscheidende Beiträge zur Morphologie der männlichen und weiblichen Genitalorgane leistete. Nach H. Stieve folgten als Direktoren *Victor Graf Haller von Hallerstein* (1887–1953) sowie *Arno Nagel* (1896–1945).

In der zweiten Hälfte dieses Jahrhunderts drückte vor allem, nach den Direktoraten von *Günther Hertwig* (1888–1970) und *Joachim Lewke* (1916–?), der hervorragende Anatom und Gelehrte *Joachim-Hermann Scharf* (1921–2014) der halleschen anatomischen Wissenschaftsentwicklung den Stempel auf. Sein wissenschaftliches Wirken fällt in die 50er bis 80er Jahre, in denen er das Direktorat des Anatomischen Institutes innehatte und ein umfassendes Werk schuf. Es erwuchs die Basis für relevante Forschungsrichtungen wie Neuroanatomie und morphologische Endokrinologie, die an die breite Anwendung naturwissenschaftlicher Methoden in der Anatomie geknüpft sind. Fundamentale Ergebnisse zu Problemen der theoretischen Biologie, z. B. zum Wachstum, zum Zeitproblem oder zur Biolinguistik, konnten

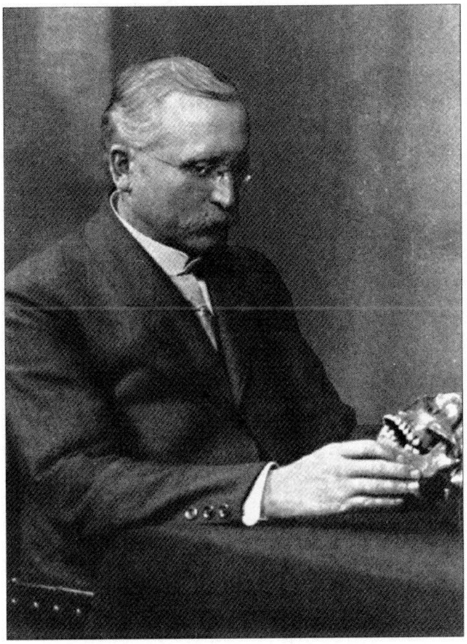

Wilhelm Roux (1850–1924).

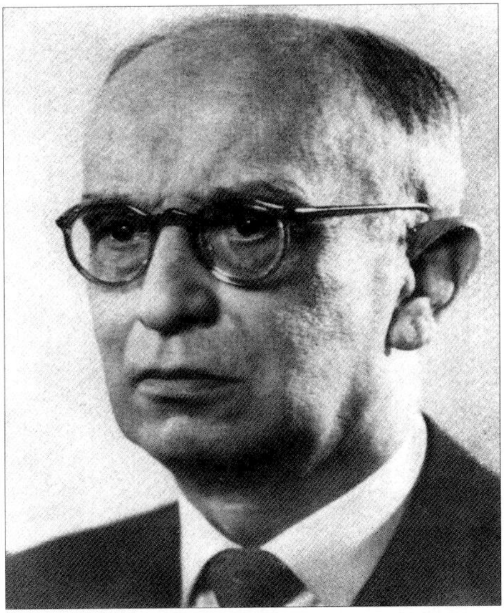

Günther Hertwig (1888–1970).

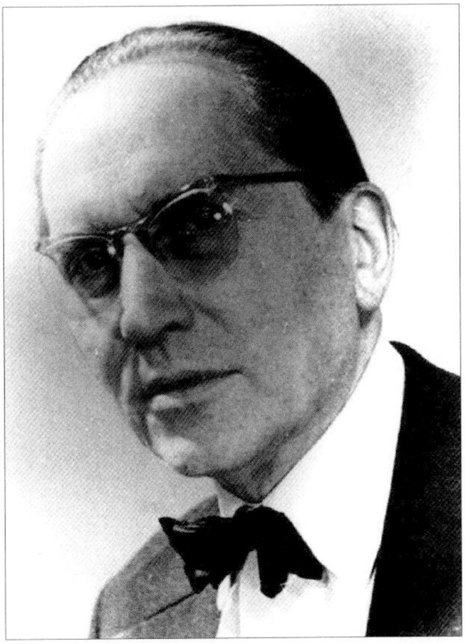

Joachim-Hermann Scharf (1921–2014).

erbracht werden. Die Biomathematik entfaltete sich zu einem Fachgebiet ersten Ranges. Ein wertvolles Geschenk J.-H. Scharfs an die Anatomischen Sammlungen ist ein Exemplar der Bronzeleber von Piacenza.

Jetzige Forschung und Lehre des Institutes für Anatomie und Zellbiologie stehen in der Tradition der bisherigen anatomischen Wissenschaftsentwicklung an der Alma mater halensis. Schwerpunkte der Forschung sind reproduktionsbiologische, morphologisch-endokrinologische und strukturell-anatomische Fragestellungen. Es bestehen mehrere Arbeitsgruppen. Für die wissenschaftlichen Untersuchungen stehen mit moderner Verfahrens- und Gerätetechnik ausgestattete Forschungslaboratorien zur Verfügung.

Die mit klinischem und funktionellem Bezug durchgeführte Lehre zur menschlichen Anatomie ist in allen Teilgebieten (Allgemeine Anatomie, Embryologie, Zyto- und Histologie, Makroskopische und Mikroskopische Anatomie, Neuroanatomie) vertreten. Zu den modernen Techniken, die dem Anatomieunterricht dienen, gehört die Plastination, mit der anatomische Präparate lange haltbar gemacht werden.

Entstehung und Entwicklung der halleschen Anatomischen Sammlungen

Die Anatomischen Sammlungen zu Halle – auch Meckelsche Sammlungen genannt, weil sie ihren Ausgangspunkt in der im 18. Jahrhundert begründeten Meckelschen Privatsammlung haben – gehören zu den umfangreichsten ihrer Art in Europa. Sie verfügen über Präparate von unschätzbarem Wert und dienen bis zum heutigen Tage der Lehre und der Forschung. Aus Europa und anderen Erdteilen reisten Wissenschaftler an, um ihre Studien an ausgewählten Sammlungsstücken betreiben zu können, so z. B. zu Roux' Zeiten der japanische Anatom Adachi, um an in den Institutssammlungen befindlichen Schädeln Untersuchungen durchführen zu können.

Die Meckel-Ära und die Meckelschen Sammlungen

Den Grundstock der Sammlungen bildet die berühmte Privatsammlung der Anatomen Meckel Edle von Hemsbach (Genealogie s. Anhang). Sie wurde vor allem durch Philipp Friedrich Theodor Meckel (1755–1803) und seinen Sohn Johann Friedrich Meckel d. J. (1781–1833) zusammengetragen. Zu Beginn des 19. Jahrhunderts zählte das wissenschaftliche Material etwa 3.500 anatomische Präparate und erreichte in der Blütezeit durch den unermüdlichen Fleiß des jüngeren Meckel den gigantischen Umfang von 12.000 Exponaten, von denen Tausende von Sammlungsstücken die vielen Jahre bis heute überdauerten. Einige sind besonders deshalb interessant, weil sie auf alte, damals praktizierte Präparationstechniken schließen lassen. Bereits Johann Friedrich Meckel d. Ä. (1724–1774), Stammvater der Meckelschen Anatomen-Dynastie, stellte anatomische Präparate her, u. a. auch durch Anwendung feinster Lymphgefäßinjektionen mit Quecksilber; er begründete somit die Meckelschen Sammlungen, die zu diesem Zeitpunkt Injektions- und Korrosions- sowie Nervenpräparate aufwiesen. Hervorzuheben ist das seinerzeit Aufsehen erregende Präparat der Gesichtsnerven. Die Quecksilberinjektionsmethode hat er wahrscheinlich schon in Göttingen bei seinem Lehrer Albrecht von Haller (1708–1777) kennen gelernt.

Die heutigen Sammlungen enthalten das sehr wertvolle Präparat eines Situs inversus der Eingeweide, das, auf Grund von Angaben des jüngeren Meckel und einschlägigen Archivalien, der Sammlung des älteren Meckel zugeordnet werden kann. Dabei handelt es sich um eine seltene Varietät, bei der Brust- und Bauchorgane seitenverkehrt liegen, die Herzspitze ist im Brustraum

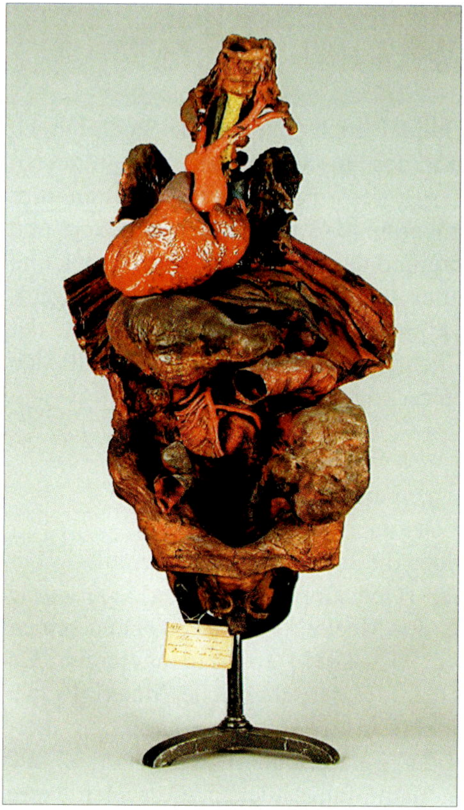

Situs inversus von einem 42jährigen Mann. Brust- und Bauchorgane liegen im Körperinnern seitenverkehrt.
Zuordnung des Präparates zur Sammlung des älteren Meckel. Renoviert von G. M. Klautsch, 1893, restauriert von E. Steinicke, 2000.
Auf Metallständer montiert.
Höhe: 73 cm, Rumpfhöhe: 59 cm

nach rechts gerichtet, nicht wie üblich nach links, der Magen liegt im rechten Oberbauch, somit nicht links, der Blinddarm mit dem Wurmfortsatz im Unterbauch nicht auf der rechten, sondern auf der linken Seite. Das auf einem eisernen schwarzen Dreifußständer festgeschraubte Trockenpräparat erbte Philipp Meckel und brachte es mit nach Halle. Es wurde 1893 vom Institutspräparator Gottlieb Moritz Klautsch (1835–1906) restauriert.

J.F. Meckel d.Ä. war ein strebsamer, ehrgeiziger Anatom und gewissenhafter praktischer Arzt sowie ein begeisterter und fleißiger Präparator. Davon zeugen z.B. seine Schriften zu den „Spannadern" des Gesichtes. Damals wurden Nerven auch als Spannadern bezeichnet. Meckel hatte Medizin in Göttingen und Berlin studiert und war Meisterschüler von Albrecht von Haller, dem Begründer der modernen Physiologie, der Anatomia animata. Das größte wissenschaftliche Interesse Meckels d.Ä. galt der Neuroanatomie. Er ist als Entdecker wichtiger Nervenzellanhäufungen des vegetativen Nervensystems, der paarigen parasympathischen Ganglia pterygopalatinum und submandibulare (Eponyme: Ganglion Meckelii majus et minus), sowie des im Schädelinneren von Hirnhäuten gebildeten Raumes für das Ganglion trigeminale – deshalb als Cavum Meckeli bezeichnet – in die Wissenschaftsgeschichte eingegangen. Er wirkte in Berlin seit 1748 und wurde Mitglied der Königlichen Akademie. Ab 1750 als 2. Professor der Anatomie und Prosektor tätig, trat er bald die Nachfolge von August Buddeus (1695–1753), Direktor der Anatomie am dortigen Collegium medico-chirurgicum, an. Die Präparierübungen führte er regelmäßig und gut organisiert durch. Seine praktische ärztliche Tätigkeit beanspruchte ihn so sehr, dass er, vor allem in der zweiten Hälfte seines Lebens, wenig Zeit hatte, die Ergebnisse seiner wissenschaftlichen Arbeit zu veröffentlichen.

Den Gipfel anatomischer Leidenschaft erreichte sein Sohn Philipp Friedrich Theodor Meckel, als er schriftlich bestimmte, dass sein Körper nach dem Tode seziert und sein Knochengerüst künstlich zusammengesetzt werde sowie einen eigenen Schrank zur Aufbewahrung erhalte. So geschah es; er setzte damit ein wichtiges Zeichen gegen Vorurteile und Aberglauben. Der Überrest seines Körpers ist auf dem halleschen Stadtgottesacker bestattet worden. Im Sterberegister [1801–1817] der evang. Gemeinde „Unser Lieben Frauen“ findet man auf S. 80 unter Philipp Fr. Th. Meckel eingetragen: „war 23 Jahr in Halle, stiftete viel Gutes und wurde am 21. März auf hies.

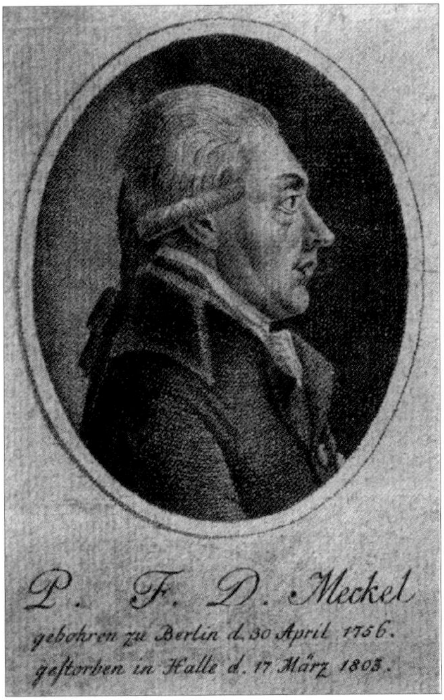

Philipp Friedrich Theodor Meckel (1755–1803), Professor der Anatomie, Chirurgie und Geburtshilfe in Halle.

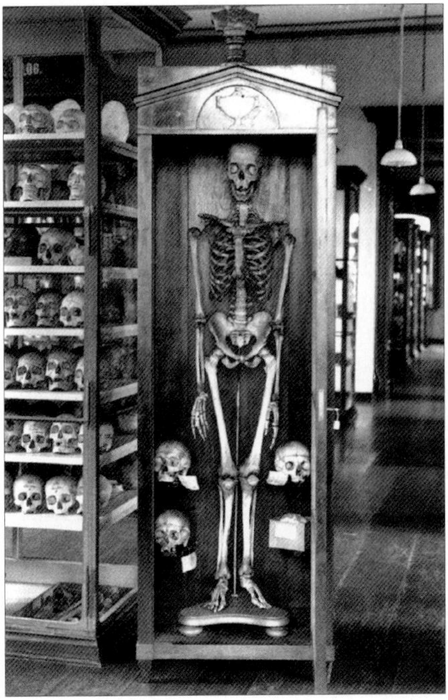

Der berühmte Schrank mit dem Skelet Ph. Meckels und den Schädeln eines Sohnes und zweier Enkelsöhne.

Gottesacker der Uiberrest seines Körpers beygesetzt“; bis auf die Leber, denn eine Katalogseintragung der pathologisch-anatomischen Sammlung weist darauf hin, dass dieses Organ und vielleicht noch weitere Organe in den Sammlungsbestand gekommen sein dürften.

Das berühmte Meckelskelet ist auch heute noch in den halleschen Anatomischen Sammlungen in einem besonderen Schrank zu finden und imponiert durch seine stattliche Größe. Es weist einen zusätzlichen Wirbel zwischen Brust- und Lendenwirbelsäule mit einem 13. Rippenpaar (Lendenrippen) auf. Als der Witwe Meckels der überraschende Befund mitgeteilt wurde, soll sie ausgerufen haben: „Ach, wie würde er sich gefreut haben, wenn er das noch erlebt hätte!“ Am Meckelschen Skelet, d. h. am Schädel, entdeckte man außerdem Reste einer Stirnnaht oberhalb der Nasenwurzel. Die Stirnnaht schließt sich normalerweise nach der Geburt. Bleibt sie erhalten, spricht man von einer Sutura frontalis persistens. Interessant ist, dass die Schädel eines Sohnes (Heinrich Theodor Meckel [† 1829]) und zweier Enkelkinder (Philipp Friedrich und Albrecht Meckel, Söhne von Albrecht August Meckel [1789–1829], Professor der Anatomie und gerichtlichen Medizin in Bern), die später dem Meckelschrank hinzugefügt wurden, eine angedeutete bzw. gut sichtbare persistierende Stirnnaht besitzen, vielleicht als Resultat väterlichen bzw. großväterlichen Erbgutes. Das Stirnbein (Os frontale) entsteht in der Entwicklung aus zwei Knochenanlagen. Diese verschmelzen nach dem zweiten Lebensjahr in der Regel zu einem Knochen ohne Nahtbildung.

Anlässlich des 1. Todestages von Ph. F. Th. Meckel schrieb der weit über die Grenzen der Stadt hinaus bekannt gewordene hallesche Arzt und Neuroanatom Johann Christian Reil (1759–1813) im „Hallischen patriotischen Wochenblatt“ über ihn: „Sein eigentliches Fach, die Anatomie, liebte er mit Enthusiasmus … Er kannte kein anderes Idol neben ihr, und eben dies macht groß in eigner Sphäre. Sein Lieblingsaufenthalt war ihm die Gallerie seiner Todten, wie dem Dichter ein romantisches Tal.“ Ph. Meckels Drang nach wissenschaftlicher Wahrheit war nicht zu bremsen, denn mit Bezug auf den testamentarischen Wortlaut, der 1804 im Hallischen patriotischen Wochenblatt veröffentlicht wurde, ist davon auszugehen, dass er sogar zwei eigene, frühverstorbene Kinder seziert hat. So wird bis heute gefolgert, dass er sie auch skeletiert habe und ihre Skelete den Sammlungen zugeordnet wurden. Aufgenommene Untersuchungen konnten dies bislang nicht bestätigen.

Fest steht, dass Philipp Meckel ein ausgezeichneter Fachmann war. Er studierte in Göttingen und Straßburg und erwarb 1777 den Doktorgrad mit seiner Arbeit „De labyrinthi auris contentis“. Er beschrieb den Aquaeductus vestibuli und cochleae, zwei kleine Kanälchen-Strukturen des Innenohres, die in der Schädelbasis liegen. Eine Studienreise führte ihn bis nach London, wo er Aufnahme bei John Hunter (1728 – 1793) fand und wo ihm angeboten wurde, als Anatom und Geburtshelfer zu bleiben. Im Hallischen patriotischen Wochenblatt vom 17. März 1804 ist darüber zu lesen, dass dies der Generalchirurgus Schmucker, ein Freund des Vaters, erfahren und es Friedrich II. von Preußen mitgeteilt haben soll. Sofort erging der Auftrag, Philipp Meckel die Professur an der Halleschen Universität anzutragen, denn – so Friedrich II. – einen so geschickten jungen Mann, der einen solchen Vater zum Lehrer gehabt, dürfe man dem Auslande nicht überlassen. Die Ernennung zum Professor für Anatomie, Chirurgie und Geburtshilfe in Halle erfolgte im Oktober 1777. In seiner ärztlichen Tätigkeit war Ph. Meckel sehr tüchtig und erfolgreich, in die Geburtshilfe führte er die bei J. L. Baudelocque (1746 – 1810) erlernte bimanuelle Untersuchung ein, übersetzte geburtshilfliche Standardwerke von Baudelocque und betrieb eine private Entbindungsanstalt (ein Accouchier-Haus). Er übte mit seinen Studenten die praktische Untersuchung von Schwangeren. Als Geburtshelfer war er so bekannt, dass er an den Zarenhof nach St. Petersburg gerufen wurde. Die russische Zarin Katharina II. – Sophie von Anhalt-Zerbst (1729 – 1796) – bot ihm sogar die Leitung der dortigen medizinischen Einrichtungen an. Er blieb aber Halle treu und erschien „eben so oft in den Hütten der Armen, als in den Häusern der Reichen, und den Schlössern der Fürsten als ein heilbringender Retter und Helfer“, wie es im Hallischen patriotischen Wochenblatt vom 19. März 1803 zu lesen ist. Anlässlich der 200. Wiederkehr des

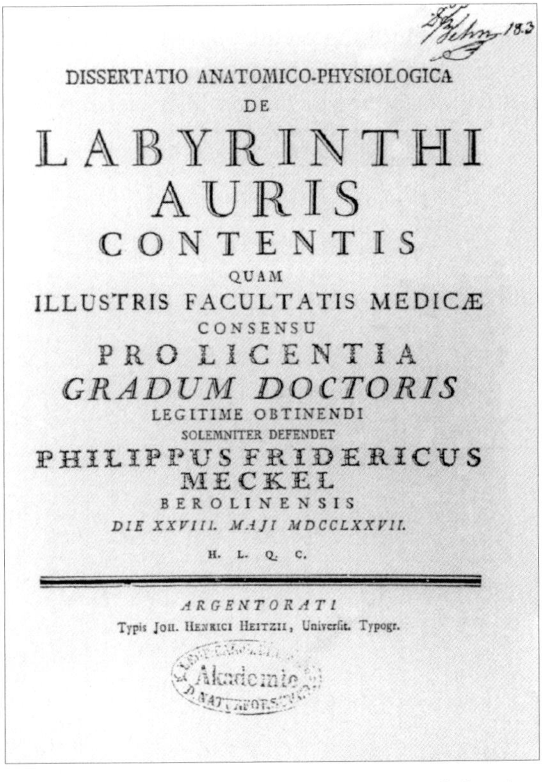
DISSERTATIO ANATOMICO-PHYSIOLOGICA
DE
LABYRINTHI
AURIS
CONTENTIS
QUAM
ILLUSTRIS FACULTATIS MEDICÆ
CONSENSU
PRO LICENTIA
GRADUM DOCTORIS
LEGITIME OBTINENDI
SOLEMNITER DEFENDET
PHILIPPUS FRIDERICUS
MECKEL
BEROLINENSIS
DIE XXVIII. MAJI MDCCLXXVII.
H. L. Q. C.

ARGENTORATI
Typis Joh. Henrici Heitzii, Universit. Typogr.

Titelblatt der Doktorarbeit Philipp Meckels über das Innenohr.

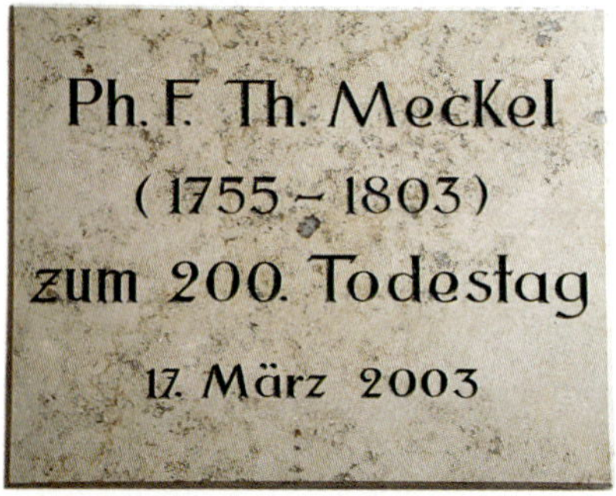

Gedenktafel zum 200. Todestag von Ph. F. Th. Meckel

Todestages am 17. März 2004 wurde Ph. Meckel zu Ehren in den Sammlungen eine Gedenktafel angebracht.

Als Meckel 1779 sein Amt in Halle antrat, brachte er auch die vom Vater geerbte Sammlung mit, bereicherte damit ganz entscheidend die anatomischen Unterrichtsmittel und übernahm das gerade baulich abgeänderte (neu gebaute) Theatrum anatomicum am Paradeplatz. Auf Grund widriger Bedingungen (unzureichende Kanalisation, Geruchsbelästigung) wurde dann, etwa 10 Jahre später, im Westflügel der ehemaligen Residenz ein neues Institut eingerichtet. Trotz mancher Verbesserungen erwies sich auch dieses Institut für die Ansprüche Meckels als nicht optimal. Die anatomischen Lehrveranstaltungen fanden überwiegend in seinem Wohnhaus statt, erst in

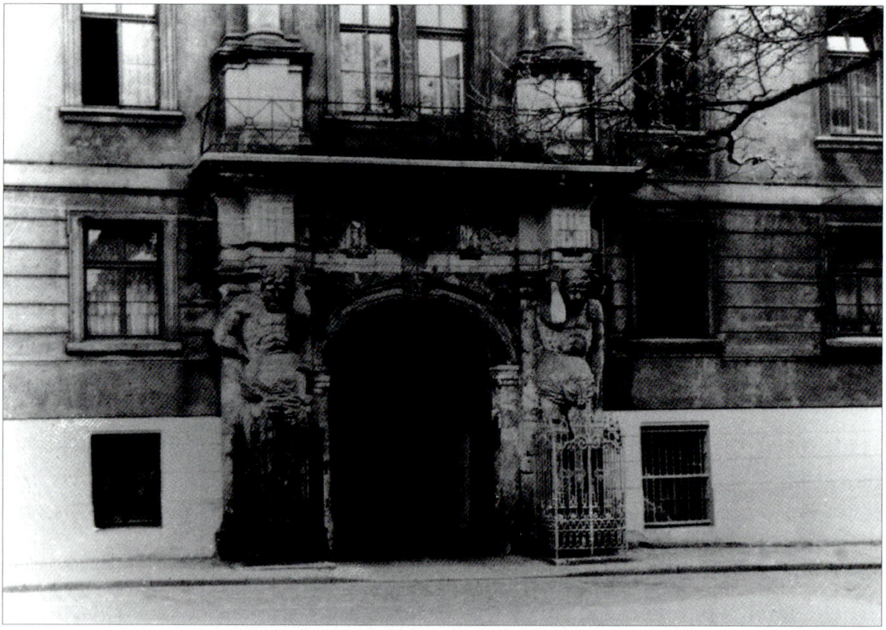

Das Riesenhaus am Großen Berlin (jetzt Gr. Brauhausstraße 16): Unterbringungsort der Meckelschen Sammlungen bis zu Beginn der 40er Jahre des 19. Jahrhunderts.

der Brüderstraße, dann in dem 1799 von ihm käuflich erworbenen Riesenhaus am Großen Berlin, jetzt Gr. Brauhausstraße 16. Ph. Meckel verfügte über eine ungewöhnliche Lehrbegabung. Art und Weise, Wissen weiterzuvermitteln, fesselten regelrecht seine Hörer. Wie es die von G. W. Münter (1804–1870) als Auszüge gefertigten Kataloge der Meckelschen Sammlungen ausweisen, waren im Hinterhaus des Riesenhauses auch die anatomischen Präparate untergebracht. Folgt man einer Zusammenstellung J. Ch. Loders, des Jenaer Anatomen und Geburtshelfers und unmittelbaren Nachfolgers von Ph. Meckel in Halle in den Jahren von 1803 bis 1806, dann umfasste der Sammlungsbestand kurz nach dem Tode Ph. Meckels 3.476 Präparate: 17 Zinnkisten mit Nerven, Bändern, schwangeren Gebärmüttern, 1.431 Gläser mit in Weingeist gelagerten normalen und krankhaft veränderten Präparaten, 704 Trockenpräparate von Eingeweiden, Gefäßen und Steinen sowie 1.324 Knochenpräparate einschließlich ganze Skelete. Diese inventarische Auflistung war durch die Verkaufsabsichten der Familie veranlasst. Der Wert der Sammlung einschließlich der medizinischen Instrumente belief sich zu jenem Zeitpunkt auf 5.000 Taler.

Intensive Nachuntersuchungen unter Heranziehung von einschlägigen Literaturquellen sowie unter Berücksichtigung von seinerzeit angewandten Präparationstechniken lassen mit Sicherheit den Schluss zu, dass sich in den jetzigen Sammlungen eine ganze Reihe von anatomischen Präparaten aus der Zeit Ph. Meckels befindet.

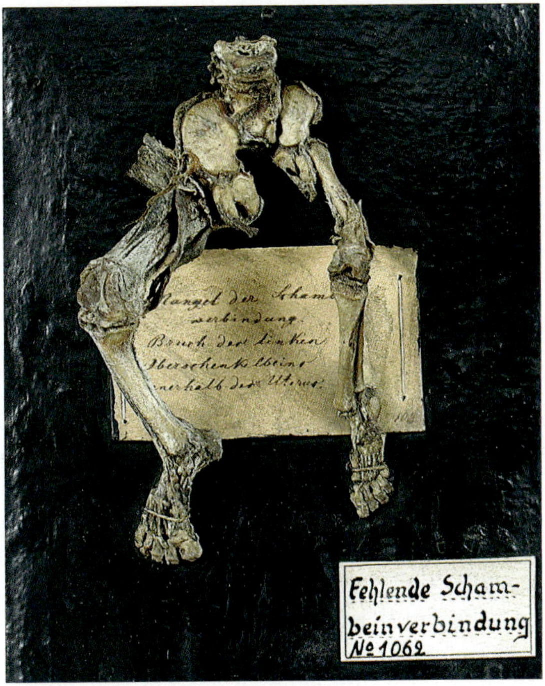

Geburtshilflich-anatomisches Präparat von Philipp Meckel zur Demonstration einer fehlenden Verbindung zwischen den Schambeinen sowie eines Oberschenkelbruches innerhalb der Gebärmutter. Auf Pappe montiert. 24 x 18,5 cm.

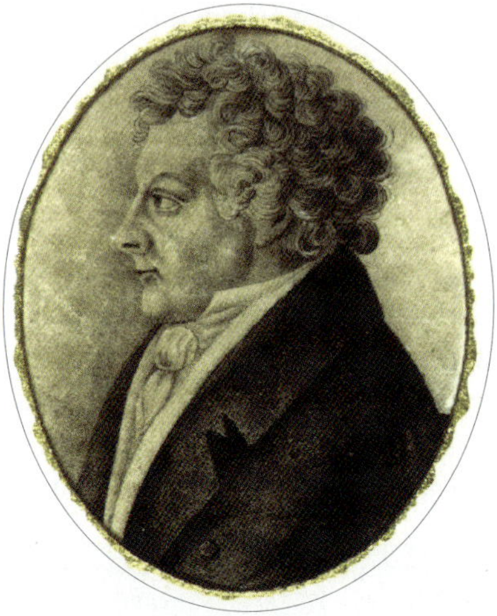

Johann Friedrich Meckel d. J. (1781–1833), Professor der Anatomie und Physiologie, Begründer der wissenschaftlichen Teratologie, der Lehre von den Fehlbildungen.

Ph. Meckel sammelte Varianten und Fehlbildungen; in dieser Hinsicht kam ihm seine intensive geburtshilfliche Tätigkeit entgegen. Dazu gehört ein Trockenpräparat, das mit der Bezeichnung „Mangel der Schambeinverbindung, Bruch des linken Oberschenkelbeines innerhalb des Uterus“ versehen ist. Knochen, Bänder und Muskeln sind noch gut erhalten. Ein zweites Skelet mit Mangel der Schambeinverbindung ist ebenfalls noch im Sammlungsbestand, die dazugehörige Harnblase existiert als Feuchtpräparat. Kopflose Fehlbildungen sind als Skelete und Hautpräparate vorhanden. Gefäß- und Nervenpräparate sowie Entwicklungsreihen von Embryonen zierten das Meckelsche Kabinett in jener Zeit. Am 12. Juli 1802 führte Meckels Prosektor Carl Friedrich Senff (1776–1816) J. W. v. Goethe durch die Sammlungen. Dieser schien sehr beeindruckt.

Das gewaltige anatomische Werk der begnadeten Meckelschen Ärztefamilie setzte Johann Friedrich Meckel der Jüngere, der am 16. Mai 1804 zum Extraordinarius und am 9. März 1808 zum Ordinarius berufen wurde, mit höchster forscherischer Intensität fort. Einziger Nachkomme aus 1. Ehe des Vaters Philipp Meckel mit Johanna Charlotta Lauer (1762–1782), löste er sich bald von praktisch-ärztlichen Belastungen und widmete sich mit all seinen Kräften der Anatomie. Seine Handbücher zur menschlichen, vergleichenden und pathologischen Anatomie wurden zum festen Bestandteil des wissenschaftlichen Schrifttums. Er ist der Entdecker des nach ihm benannten transitorischen Knorpels im Bereich des ersten Kiemen- bzw. Mandibularbogens. Nach ihm ist auch das Diverticulum ilei, ein Anhängsel des unteren Dünndarmabschnittes, benannt, das Meckel d. J. als erster als Rest des sich in der frühen Keimesentwicklung entstehenden Dotterganges richtig interpretierte. Dieser Rest kann sich bis in das Erwachsenenalter erhalten und ist bei etwa zwei Prozent der Menschen zu finden. Das Meckelsche Divertikel kann entzünden und dann erhebliche Probleme schaffen. Ausdruck hoher Ehrung seiner wissenschaftlichen Leistungen ist auch die namentliche Benennung der Fehlbildungs-Triade: Encephalocele (abnorme, örtlich begrenzte Ausstüpung des Gehirnes), Polydactylie (Mehrfingrig- und -zehigkeit), Cystennieren als Meckel-Syndrom. Meckel d. J. hat in seinem Handbuch der pathologischen Anatomie die Fehlbildungen in 4 Klassen eingeteilt und systematisiert. In der ersten Klasse unterscheidet er Hemmungs- und Verschmelzungsbildungen.

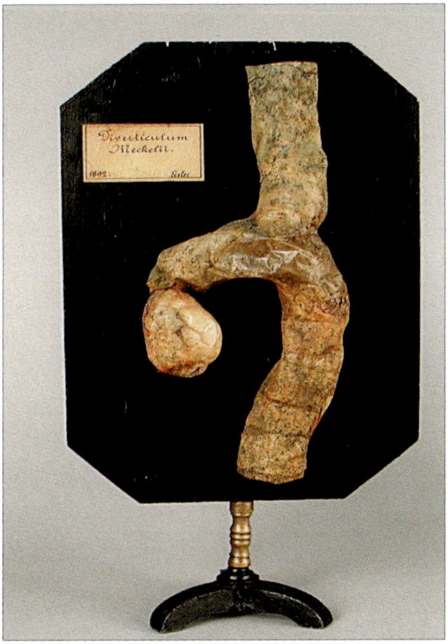

Das Meckelsche Divertikel als Rest des Dotterganges. Dieser Gang bildet sich in der Regel während der Keimesentwicklung vollständig zurück. Trockenpräparat, hergest. von P. Eisler, 1892, repar. von E. Steinicke, 2000. Auf Holzplatte mit Metallständer montiert. Höhe: 36,5 cm.

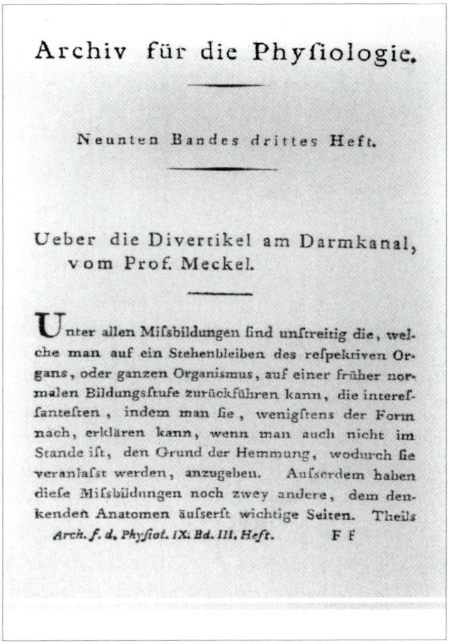

Archiv für die Phyſiologie.

Neunten Bandes drittes Heft.

Ueber die Divertikel am Darmkanal, vom Prof. Meckel.

Unter allen Miſsbildungen ſind unſtreitig die, welche man auf ein Stehenbleiben des reſpektiven Organs, oder ganzen Organismus, auf einer früher normalen Bildungsſtufe zurückführen kann, die intereſſanteſten, indem man ſie, wenigſtens der Form nach, erklären kann, wenn man auch nicht im Stande iſt, den Grund der Hemmung, wodurch ſie veranlaſst werden, anzugeben. Auſserdem haben dieſe Miſsbildungen noch zwey andere, dem denkenden Anatomen äuſserſt wichtige Seiten. Theils

Arch. f. d. Phyſiol. IX. Bd. III. Heft. F f

J. F. Meckel d. J. veröffentlichte im „Archiv für die Physiologie“ 1809 die erste richtige Deutung des nach ihm benannten Dünndarmdivertikels.

Am 17. Oktober 1881 zur Wiederkehr seines 100. Geburtstages wurde ihm zu Ehren eine Erinnerungstafel enthüllt, die im Vestibül des jetzigen Institutes angebracht und auf der zu lesen ist: „Dem Begründer dieser Sammlungen, dem Professor der Anatomie und Physiologie an hiesiger Universität, Dr. Johann Friedrich Meckel, geb. zu Halle a. S. am 17. Oct. 1781, gest.

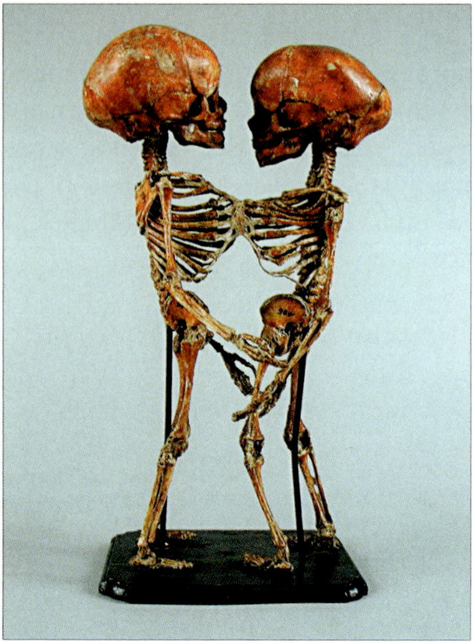

Ein menschlicher Thoracopagus: Die „siamesischen" Zwillinge sind im Bereich des Brustbeines skeletal verwachsen. Präparatorische Behandlung des Skeletes mit Rotholz. Fehlbildungspräparat der Meckelschen Sammlungen (Präparat der Sammlung von J. F. Meckel d. Ä.?). Mit Metallstab auf Holzplatte montiert. Höhe: 36 cm.

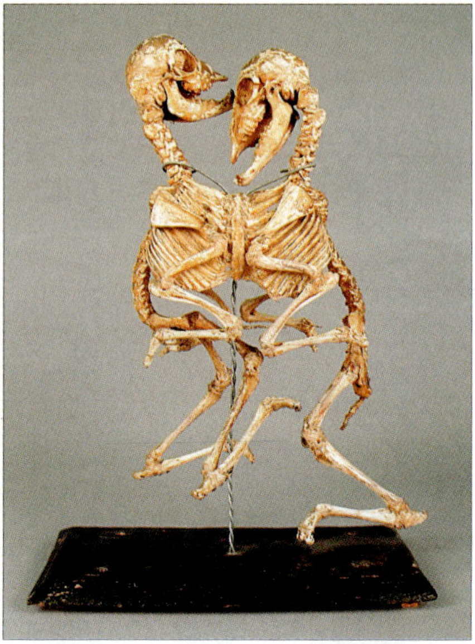

Ein tierischer Thoracopagus: Die Schafzwillinge sind am Brustkorb skeletal verwachsen. Fehlbildungspräparat der Meckelschen Sammlungen. Mit Metalldraht auf Holzplatte montiert. Höhe: 65,5 cm.

ebenda am 31. Oct. 1833, dem Sohne und Enkel berühmter Anatomen, dem Begründer der Teratologie, dem großen Förderer der menschlichen Anatomie, zum Gedächtnis". Hinzugesetzt werden kann: dem Begründer der Abstammungslehre, wenn man den Argumenten Moellers folgt, eines Nachfahren und Mediziners der Meckelschen Familie. Der jüngere Meckel war ein Wunder von Fleiß, Gründlichkeit und Scharfsinn. Auf Vollständigkeit und Genauigkeit bedacht, machte er am liebsten alles selber. Meckel war ein ausgesprochener Makroskopiker.

In der Beschaffung seines wissenschaftlichen Untersuchungsmaterials war Meckel d. J. unermüdlich, aber auch unerbittlich und nicht zu bremsen, denn, wenn in einem bestätigten Entwurf an die Regierung zu Merseburg zur Weiterleitung an die Landräte vom 1. August 1816 zu lesen ist, „dass unter keinem Vorwande irgend einer der genannten Gegenstände (gemeint sind

z. B. ‚die unzeitigen menschlichen Früchte, vorzüglich aus den frühesten Zeiten der Schwangerschaft‘ und ‚Mißgeburten von Menschen und Thieren aller Art‘) überhaupt, und insbesondere die unzeitigen Früchte, an jemand anders, namentlich z. B. an den Hebammenlehrer, abzuliefern ist“, dann ist die Meckelsche Position eindeutig abgesteckt. Es ist bekannt, dass es Konflikte mit C. F. Senff, dem Leiter der halleschen Entbindungsanstalt, gab, dem er während der Studienzeit freundschaftlich verbunden war, aber später in den Berufsjahren abhold gegenüberstand. Auch Senff war um den Aufbau einer embryofetalen Sammlung bemüht, er befasste sich mit Fragen der frühen Keimesentwicklung und hatte an der Halleschen Universität unter Philipp Meckel mit einer Dissertation über das vorgeburtliche knöcherne Wachstum den Doktortitel erworben.

Dass J. F. Meckel d. J. die anatomische Familientradition leidenschaftlich fortsetzte, beweist nicht zuletzt der Sammlungsbestand, der bis um 1830 in 30 Jahren harter Arbeit auf etwa 12.000 Sammlungsstücke angewachsen war. In Rundes Chronik der Stadt Halle

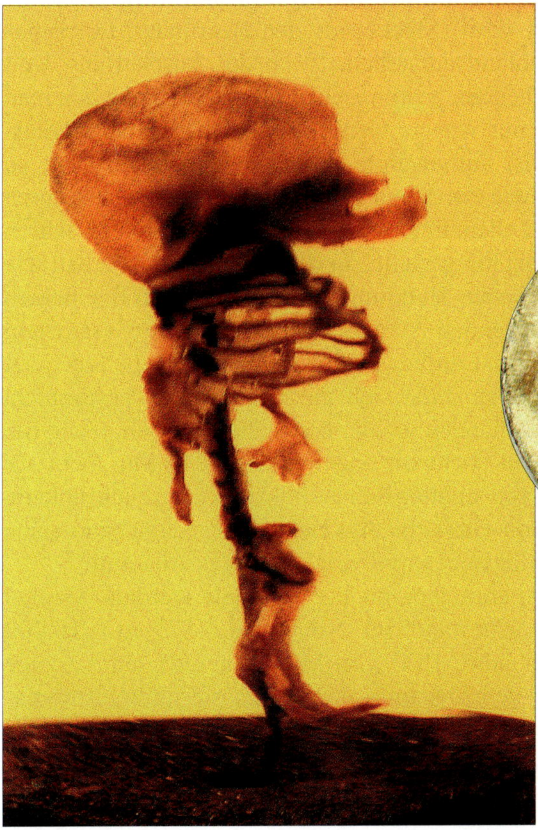

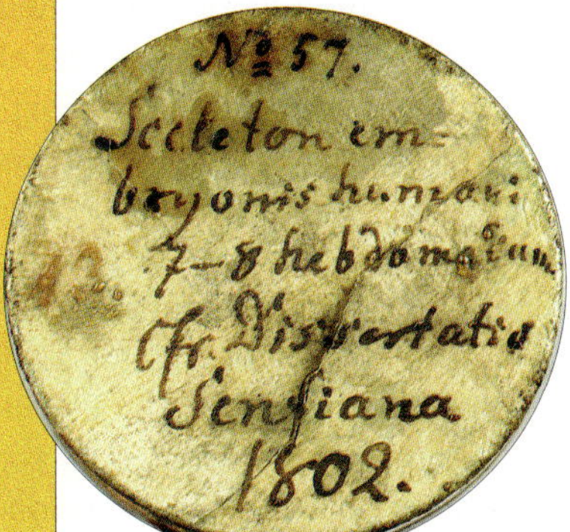

Skelet eines 7 bis 8 Wochen alten Embryo; es wurde durch C. F. Senff für seine Doktorarbeit präpariert und befindet sich in einem Glas, gefüllt mit Terpentinöl.
Glashöhe: 9,5 cm, Durchmesser der Öffnung: 6 cm.

1750–1835 ist im 6. Kapitel über Privatkabinette zu finden: „Das vorzüglichste Cabinett in unserer Stadt ist unstreitig das Meckelsche … Sein unermüdeter Fleiß für seine Lieblingsfächer zeigt, was einen Privatmann zu leisten möglich ist, wenn er nur in etwas Unterstützung findet, indem seine anatomischen Sammlungen sich mit den größten, auf öffentliche Kosten begründeten messen dürfen und wohl manche Königliche übertreffen. Der jetzige Besitzer ist ohnstreitig einer der größten jetzt lebenden Anatomen und Physiologen und hat diesen Cabinett mehr als 3/5, so wie es jetzt ist, hinzugefügt. Dasselbe bestehet aus drei Abtheilungen, und zwar: die erste aus anatomisch-physiologischen Präparaten aus der Anatomie des Menschen, die zweite aus Samlung krankhaft veränderter Theile des Menschen, die pathologische, und die dritte aus der anatomisch-physiologische[n] Samlung aus der Thierwelt, die zootomische … Wichtig ist die pathologische [!] Sammlung, den mit ihrer Hülfe hat H. Prof. Meckel einen neuen Weg in der Anatomie der krankhaften Gebilde vorgezeichnet, der für die Praxis von den größten Nutzen ist … und man kan H. Prof. Meckel als den Begründer der pathologischen Anatomie in Deutschland aufstellen. … in der Anschaffung weit kostbarer sind aber die vergleichenden anatomischen Präparate, und wenn man sieht, wie aus den Thierreiche nur wenige Genera noch fehlen, von welchen nicht Scellete oder in Weingeist aufbewahrte Präparate vorhanden sind, so muss man wirklich erstaunen, wie ein Mann aus eigenen Mitteln, blos durch Connexionen mit Gelehrten und ehemaligen Schülern … in Zeit von 25 Jahren zusammenbrachte und nicht [nur] hin gestellt, sondern auch bearbeitet hat, wie die aufgestellten Präparate von seiner Hand und sein jetzt noch in Erscheinen begriffenes System der vergleichenden Anatomie bezeugen. Die Gesamtzahl der Präparate, sowohl in Weingeist aufbewahrt, als getrocknet, beträgt jetzt ohngefähr 12.000 Nummern. Genau lässt sich die Anzahl nicht bestimmen, da kein vollständiger Catalog vorhanden ist, der erst später zur Benutzung der Samlung erscheinen wird.“ Es sei nochmals angemerkt, dass es ihm nicht auf das Sammeln und Ausstellen von anatomischen Präparaten an sich ankam, sondern auf die Erforschung von Gesetzmäßigkeiten. Beleg dafür sind seine Werke zur menschlichen, pathologischen und vergleichenden Anatomie.

Die genaue Anzahl der Präparate konnte nie ermittelt werden. Meckel selbst schätzte den Sammlungsbestand im November 1829 auf 16.000 Gegenstände. Legt man die im Jahre 1835 von Münter gefertigten Auszüge aus den Meckelschen Sammlungen zugrunde, dann umfasste summa summarum die menschlich-anatomische Sammlung mindestens 3.000, die pathologisch-anatomische mindestens 3.100 und die vergleichend-anatomische mindestens bis zu 4.500 Stücke. Bei Durchsicht dieser und weiterer von Münter

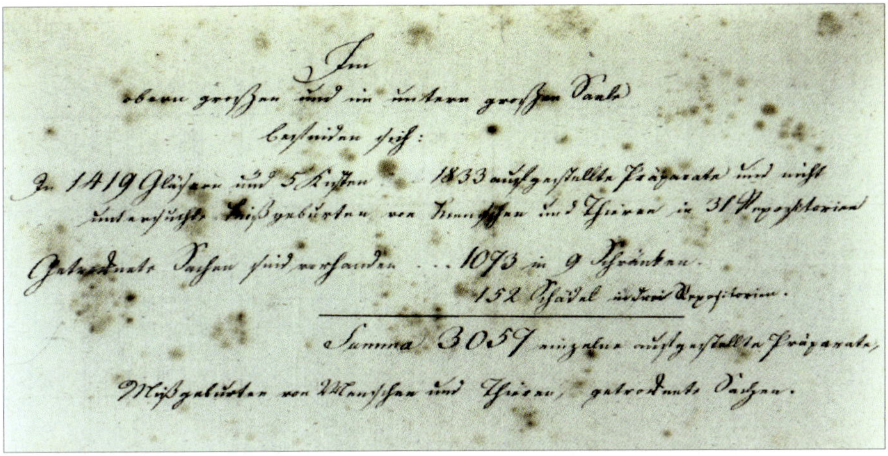

Im
oberen großen und im unteren großen Saale
befinden sich:
In 1419 Gläsern und 5 Kisten 1833 aufgestellte Präparate und nicht
untersuchte Mißgeburten von Menschen und Thieren in 31 Repositorien
Getrocknete Sachen sind vorhanden ... 1073 in 9 Schränken.
152 Schädel in drei Repositorien.
Summa 3057 einzelne aufgestellte Präparate,
Mißgeburten von Menschen und Thieren, getrocknete Sachen.

Aus G. W. Münters Auszug aus den Katalogen der Meckelschen Sammlungen – Pathologische Anatomie. Es ist zu lesen: „Summa 3057 einzelne aufgestellte Präparate, Mißgeburten von Menschen und Thieren ...“

zusammengestellter Kataloge und späterer Berichte aus der Nach-Meckel-Zeit entsteht der Eindruck, dass osteologische Präparate wie Knochen einzeln in die Bestandsaufnahme eingegangen sind und eine Reihe von Präparaten noch der forscherischen Untersuchung harrten. In G. W. Münter hatte Meckel d. J. einen zuverlässigen und ohne Zweifel unentbehrlichen Helfer, wahrscheinlich mehr als in Friedrich August Moser (1794–1856), seinem Prosektor, denn in einem Schreiben vom 9. Juli 1856 stellte später auch A. W. Volkmann fest: „Es bleibt wahr, dass ein sehr großer Theil der Meckelschen Sammlung durch ihn [Münter] präpariert und aufgestellt worden ist“. Arbeitseifer und präparatorisches Geschick zeichneten Münter aus. Das bestätigten auch E. d'Alton und A. W. Volkmann, die als Direktoren auf Meckel folgten.

Das Schicksal haderte aber mit Münter, denn er wurde vor allem von A. W. Volkmann und der Medizinischen Fakultät nicht als besonders förderungswürdig und -fähig angesehen. Obwohl er seit 1822 unter Meckel diente, promovierte er erst 1836 – aber in Jena – und setzte seine Tätigkeit in Halle fort. Die Karriere zum Prosektor oder zu einer Professur blieb ihm verschlossen, er hatte ja auch nicht die Voraussetzung in Form der Habilitation. Die Medizinische Fakultät bescheinigte ihm in wissenschaftlicher Hinsicht Verblendung und Selbsttäuschung, so dass es „nur“ bis zum Custos reichte. In den heutigen Sammlungen findet man viele schöne und interessante Präparate, die auf ihren Etiketten den Namen Münter oder das Kürzel Mtr. tragen.

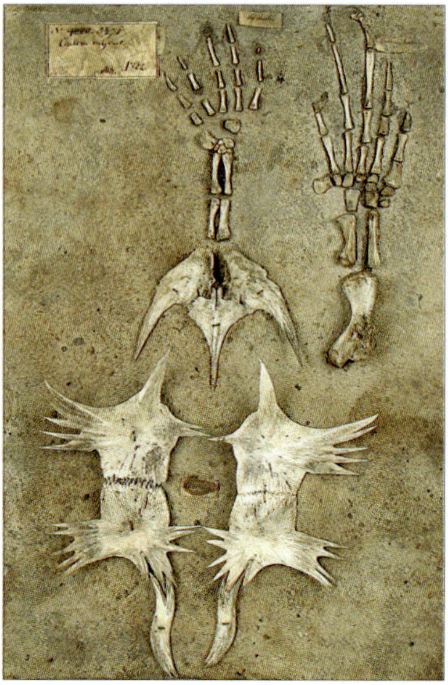

Trockenpräparat, 1822 hergestellt von G. W. Münter: Auf Pappe montiertes Skelet einer Schildkröte (Chelone mydas). 56 x 37 cm.

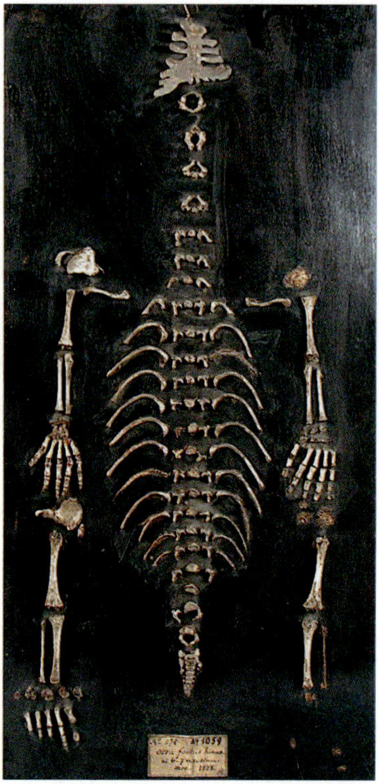

Auf einer Holzplatte montiertes Rumpfskelet eines 6 bis 7 Monate alten menschlichen Fetus (Ossa foetus humani 6–7 mensium), hergestellt 1828. Trockenpräparat von F. A. Moser, Prosektor unter J. F. Meckel d. J., E. d'Alton und A. W. Volkmann. 59,5 x 29 cm.

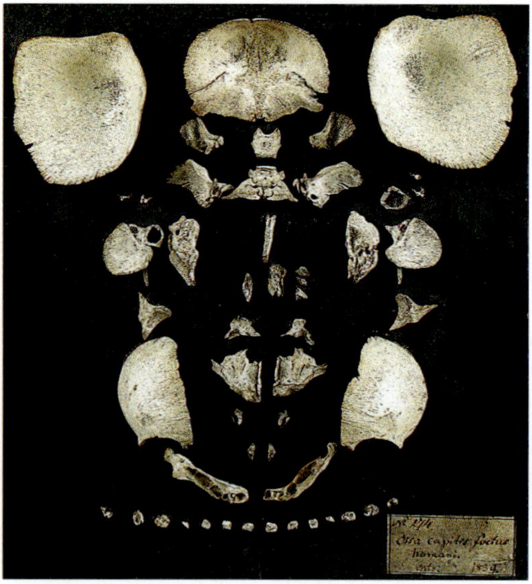

Ein weiteres Müntersches Präparat, hergestellt 1839: Auf einer Holzplatte montierte Schädelknochen eines menschlichen Fetus (Ossa capitis foetus humani). 29 x 23,5 cm.

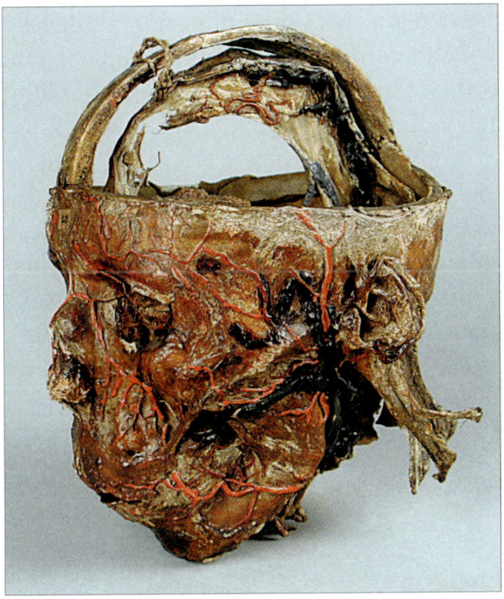

Trockenpräparat eines Kopfes aus der Wittenberger Anatomischen Sammlung mit injizierten Blutgefäßen (Arterien rot, Venen blau). Größte Länge 17,3 cm, größte Breite 14,4 cm.

Mit Injektionsmasse gefülltes Herz mit abgehenden und zuführenden Blutgefäßen. Präparat der Wittenberger Sammlung.
Herzachse 13,2 cm.

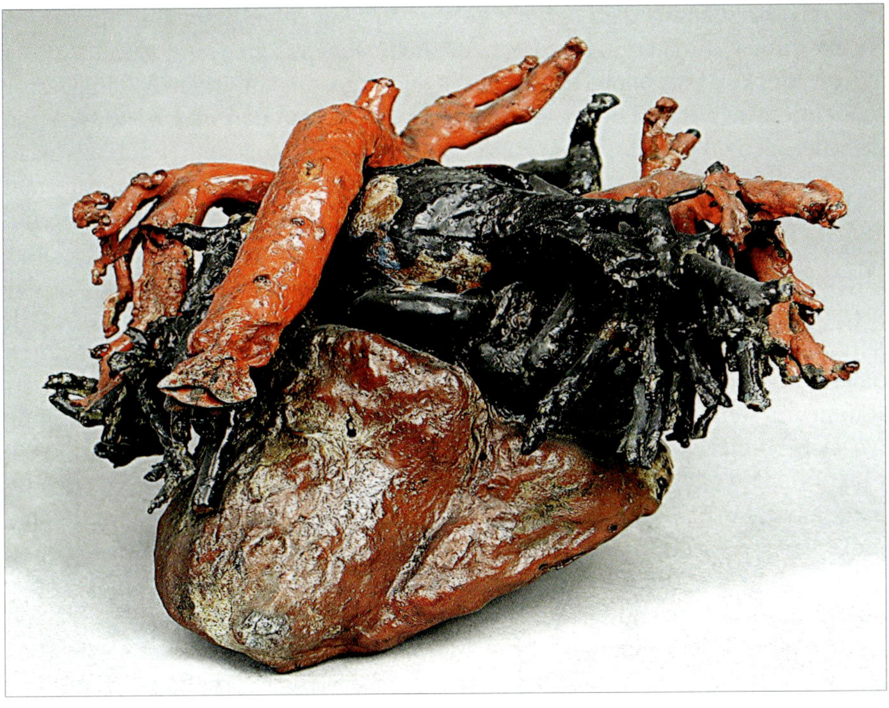

Hinzuzufügen sei, dass schon zu Zeiten Meckels d. J. die Hallesche Universität bemüht war, eine eigene anatomische Sammlung anzulegen. Diese, für die Moser dann verantwortlich zeichnete, blieb aber anzahlmäßig der Meckelschen Privatsammlung gegenüber weit zurück. 1817, als sich die Universitäten Halle und Wittenberg vereinigten, kamen wertvolle Präparate aus der Wittenberger Sammlung nach Halle und bereicherten insgesamt das Präparatearsenal. Die Trockenpräparate füllten 15 Kisten, die Feuchtpräparate fünf Kisten. Unter diesen übernommenen Präparaten könnten – auf Grund des Kataloges des Wittenberger Anatomen Abraham Vater (1684–1751) ist es zumindest anzunehmen – auch Präparate des Amsterdamer Anatomen Frederik Ruysch (1638–1731), der die Injektions- und Korrosionstechnik entwickelte und meisterhaft beherrschte, gewesen sein. Einige Präparate, die heute noch in den Sammlungen vorhanden sind, tragen den Hinweis: Wittenberg 1817.

Die Nach-Meckel-Zeit

Die Nach-Meckel-Zeit wird in Bezug auf die Sammlungen zunächst dadurch überschattet, dass es nicht gelang, das gewaltige Arsenal in allen ihren Stücken zu erhalten und zusammenzuhalten. Die Ursachen sind vielfältig. Die Witwe Meckels war ohne Hilfe kaum in der Lage, die von ihrem Mann geerbte Kollektion fachlich und vor allem finanziell zu betreuen und zu fördern, so dass der Gedanke reifte, diese zu verkaufen. Das gelang schließlich, als nach Unterzeichnung des Kaufvertrages am 24. Juni 1836 das Sammlungsarsenal für einen Kaufpreis von 25.000 Talern in den Besitz der Universität überging und die Übergabe am 10. August des gleichen Jahres vollzogen wurde, ohne allerdings schon klare Verhältnisse über einen neuen Aufstellungsort für das wertvolle Material, das E. d'Alton in einem Gutachten hervorragend beurteilt hatte, herstellen zu können. Die Sammlungen verblieben, abgesichert durch einen Mietkontrakt, im Riesenhaus, ehe dann, nach vorzeitiger Kündigung der Räume, im Jahre 1841 die unverzügliche Umlagerung in die Residenz erfolgte, wo sich bereits die Anatomie befand. Inzwischen hatte man den westlichen Flügel der Residenz aufgestockt und das ehemals Tschollesche Haus ausgebaut, um mehr Platz für die Anatomie zu gewinnen. Der Raumgewinn reichte indes kaum, um die Sammlungen übersichtlich aufstellen zu können. Durch Schäden und Verluste schrumpfte in der Folgezeit das Arsenal an Stücken dermaßen, dass der anzahlmäßige Schwund dramatisch wurde. Von den 12.000 blieben etwa 7.000 Präparate übrig, allerdings noch genügend, um große Teile des Meckelschen Sammlungsbestandes repräsentativ zu erhalten.

Verheerend fällt der 1857 gefertigte Jahresbericht Alfred Wilhelm Volkmanns, der 1854, nach dem Tode E. d'Altons, das Direktorat des Anatomischen Institutes und damit die Anatomischen Sammlungen übernahm, über den katastrophalen Zustand der Sammlungen aus. Zerbrechliche Präparate waren in einigen Schränken als Haufen übereinandergeschichtet und hatten gelitten, so dass sehr vieles als verdorben weggeworfen werden musste. Eine große Menge an Stücken, noch aus den Zeiten der Meckels stammend, war nicht aufgestellt, sondern befand sich in Fässern, Töpfen und Gläsern. Die Skelete waren völlig verschmutzt. Bestätigt wird das, wenn man in dem „Verzeichnis derjenigen Praeparate der normalen Anatomie, welche in den neuen Schraenken (im Vorzimmer) aufgestellt sind im Mai 1856" folgende Notiz findet: „Am 6. Juni 1857 hat Herr Prof. Volkmann seinen Catalog der menschl. Anatomie beendigt, es sind in suma 1.180 einzelne Gegenstände geblieben, die anderen sind auf sein Geheiß aus dem Museo entfernt worden. Münter". 20 Jahre später, im März 1876, gingen 1.527 Präparate an das hallesche Pathologisch-anatomische Institut, geleitet von Prof. Th. Ackermann (1825–1896), und 123 Präparate an das Geburtshilfliche Institut, in diesem Falle an Prof. R. Olshausen (1835–1915). Vergleichend-anatomische Präparate gingen nach Freiburg.

Die Nummern der abgegebenen Präparate sind dem Accessionskatalog zu entnehmen, der von A. W. Volkmann im Jahre 1857 begonnen wurde, gemeinsam mit M. Schultze, der – für kurze Zeit – die Nachfolge von F. A. Moser als Prosektor antrat. Bis 1876 waren darin 6.983 Präparate verzeichnet. Von 1876 bis 1882 folgten 878 Eintragungen.

Verluste durch Aussonderung nicht brauchbarer Präparate, Verschenkungen und Auslagerungen von Stücken in größerem Umfange in andere Einrichtungen sowie Eingliederung Meckel-fremder und neuer Präparate sorgten dafür, dass sich allmählich ein Wandel in der Zusammensetzung der Sammlungen vollzog. Präparate Volkmanns, die er bereits in seinem Privatbesitz hatte oder anfertigte, kamen hinzu.

Ganz Entscheidendes leistete Hermann Welcker. In Halle begann er seine anatomische Tätigkeit 1859 als Extraordinarius und Prosektor für Anatomie. Hier entstand auch der größte Teil seiner wissenschaftlichen Arbeiten. Sein geistiges Werk war sehr vielseitig und erstreckte sich auf den mikroskopischen, makroskopisch-anatomischen und anthropologischen Bereich. Seine Leistungen für Erhaltung, Neuordnung und Erweiterung der Meckelschen Sammlungen sind unbestritten.

Welckers Verdienste dafür lassen sich daran messen, dass er seine für craniologische Studien zusammengetragene und genutzte Sammlung, die sich

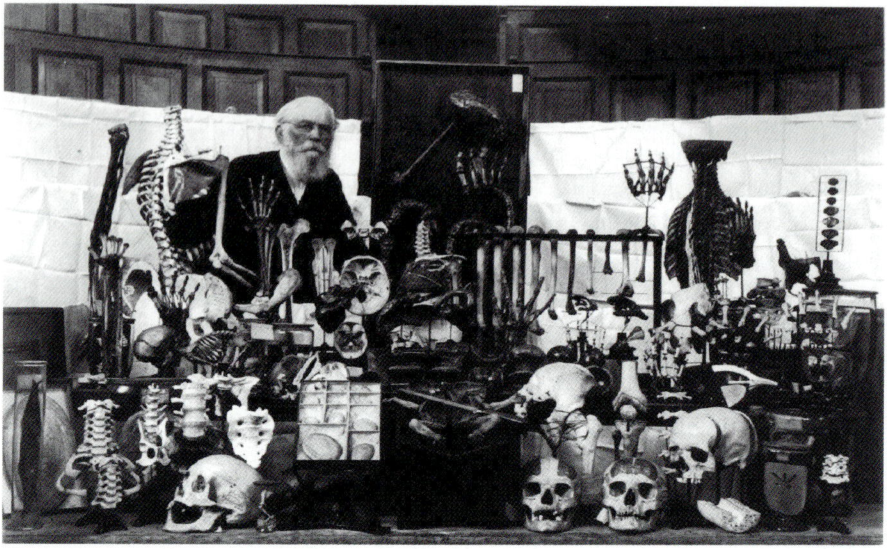

Hermann Welcker (1822–1897), Professor für Anatomie und 1. Direktor des neuen Anatomischen Institutes zu Halle, mit seinen anatomischen Präparaten.

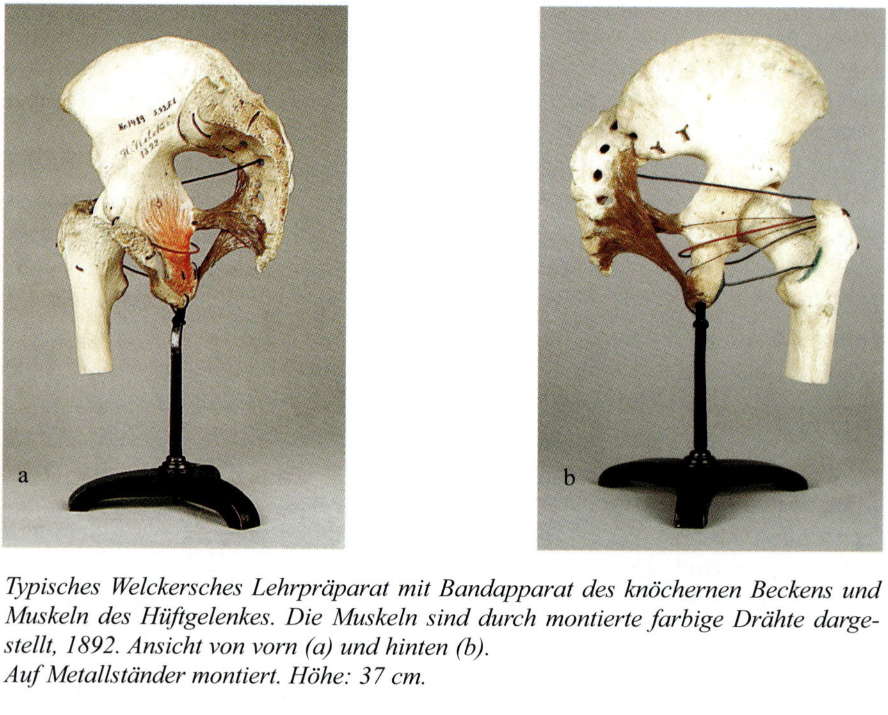

Typisches Welckersches Lehrpräparat mit Bandapparat des knöchernen Beckens und Muskeln des Hüftgelenkes. Die Muskeln sind durch montierte farbige Drähte dargestellt, 1892. Ansicht von vorn (a) und hinten (b).
Auf Metallständer montiert. Höhe: 37 cm.

im Jahre 1879 auf 192 Schädel belief, in den Sammlungsbestand integrierte und wesentliche Teile des für den anatomischen Unterricht bestimmten Präparatearsenals hinzufügte. Als exzellenter Makroskopiker war H. Welcker sehr geübt in der Präparationskunst. Dies zeigen viele von ihm ausgeführte und signierte Sammlungsstücke. Es sind vor allem Lehrpräparate, die durch ihren klaren Aufbau brillieren, auf die man auf Grund des hohen didaktischen Wertes – auch heute noch! – gern zurückgreift. Wie emsig Welcker in seiner präparatorischen Tätigkeit gewesen sein muss, bezeugt ein handschriftlisches Verzeichnis der Jahre 1859 bis 1876, das 171 Titel zählt. Unter diesen befinden sich auf verschiedenen Positionen auch einige von ihm entwickelte Modelle, die sich nicht durchgängig nur auf makroskopisch-anatomische Details beziehen; denn in einem Falle sind Modelle aufgeführt, die zur Erläuterung von Form, Volumen und Oberflächenentfaltung der roten Blutkörperchen von Wirbeltieren gefertigt wurden.

H. Welcker hat seinerzeit die menschlich-anatomische und einen Teil der vergleichend-anatomischen Sammlung neu geordnet. Zum Zeitpunkt der

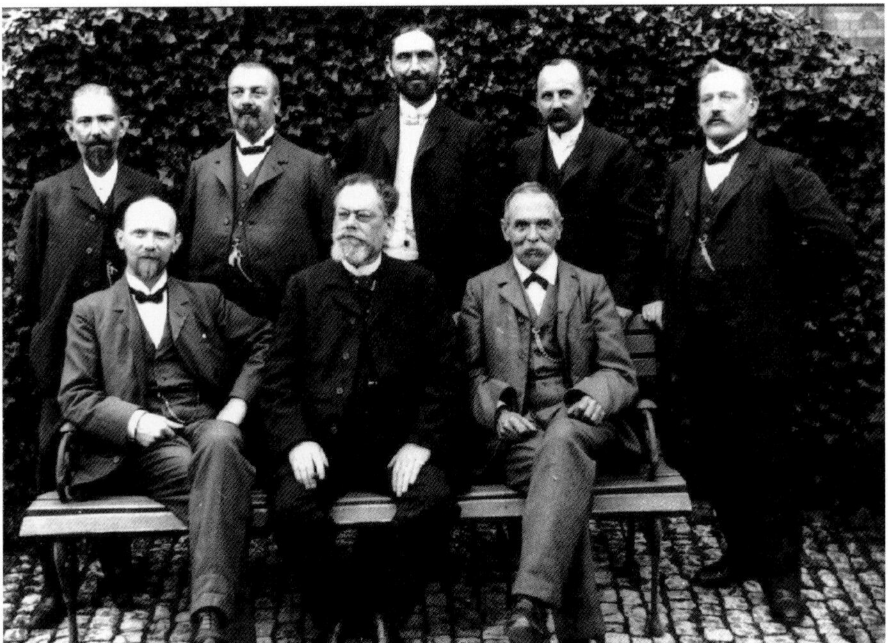

I. Präparatoren-Zusammenkunft zu Halle (Saale) im August 1906. Im Bild ganz rechts der Präparator Bilkenroth.

Eröffnung des neuen halleschen Anatomischen Institutes, 1880, war nach Welcker die vergleichend-anatomische Sammlung sowie die Serie der angeborenen Missbildungen zu zwei Dritteln ein Werk J.F. Meckels d.J. Die Sammlung der normalen Anatomie des Menschen enthielt vergleichsweise nur wenige Stücke, die von Meckel selbst stammen. Der eigentliche anatomische Unterrichtsapparat entstand – so Welcker – erst in der Nach-Meckel-Ära. Durch unermüdliche Restaurierung bzw. Renovierung konnte G. M. Klautsch eine Reihe wertvoller Präparate der Meckelschen Sammlungen erhalten. Anhand von Etiketten hat er mindestens 27 ältere Präparate zwischen 1882 und 1895 erneuert. Über viele Jahrzehnte wurden die Sammlungen auch als anatomisch-zootomisches Museum bezeichnet.

Ein Rundgang durch die Sammlungen

Es wird kaum jemand bestreiten, dass die halleschen Anatomischen Sammlungen zuallererst ihre Blütezeit im ersten Drittel und später in der zweiten Hälfte des 19. Jahrhunderts erlebten. In der Nachfolge waren die anatomischen Direktoren mehr daran interessiert, diese umfangreichen Schätze der Nachwelt zu erhalten. Es bestehen keine Zweifel darüber, dass die präparatorische Tätigkeit auch im 20. Jahrhundert bis in die Jetzt-Zeit gewissenhaft und erfolgreich fortgesetzt werden konnte. Manch wertvolles Präparat stammt von Prosektor Eisler sowie von den Präparatoren Bilkenroth, Trautmann und Steinicke, um nur einige zu nennen. Die meisten Präparate stammen aber aus der Meckel-Ära sowie aus der dieser unmittelbar darauffolgenden Zeit. Man sollte nicht vergessen, dass in den ersten Jahrzehnten nach der Eröffnung des neuen Anatomischen Institutes das Anatomische Museum mit den Sammlungen die Hälfte der Institutsräumlichkeiten einnahm. Jetzt befindet es sich in der obersten Institutsetage, d. h. im Dachgeschoss der beiden Seitenflügel: Die human (menschlich)-anatomische Sammlung auf der westlichen und die vergleichend-anatomische (zootomische) Sammlung auf der östlichen Seite, vom Institutseingang aus rechts und links.

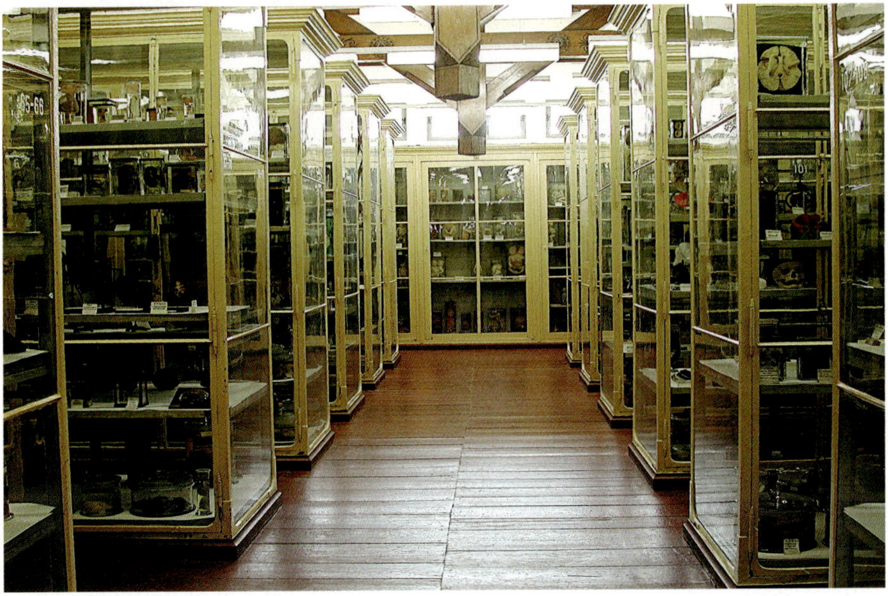

Blick in den ersten Sammlungsraum des human-anatomischen Sammlungsbereiches.

Die human-anatomische Sammlung

Betritt der Besucher die Sammlungsräume dieses Bereiches, so ist er überrascht von der Fülle und der großen Anzahl der Präparate. Annähernd 3.500 Ausstellungsstücke sind in 30 großen stabeisernen Glasschränken und in einer hölzernen Schrankwand untergebracht. Aufbau und Gliederung dieser Sammlung wird bestimmt durch viele Trocken-, Feucht-, Injektions- und Korrosionspräparate. Sie entstanden zu einem großen Teil im 18. und 19. Jahrhundert. Durch Anwendung von bewährten Präparationstechniken wie Mazeration, Injektion und Korrosion gelang es, dauerhafte Sammlungsstücke herzustellen. Diese sind in den Schränken nicht nach präparationstechnischen Aspekten, sondern mehr nach Gesichtspunkten der systematischen Anatomie (Bewegungsapparat, Herz und Kreislauf, Atmungs-, Verdauungs-

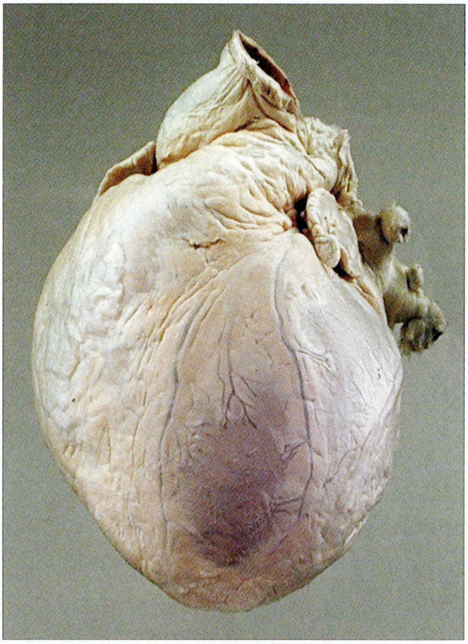

Stark vergrößertes menschliches Herz; zu sehen ist die dem Brustbein und den Rippen zugekehrte Fläche. Feuchtpräparat im Glas. 30 x 20 x18 cm.

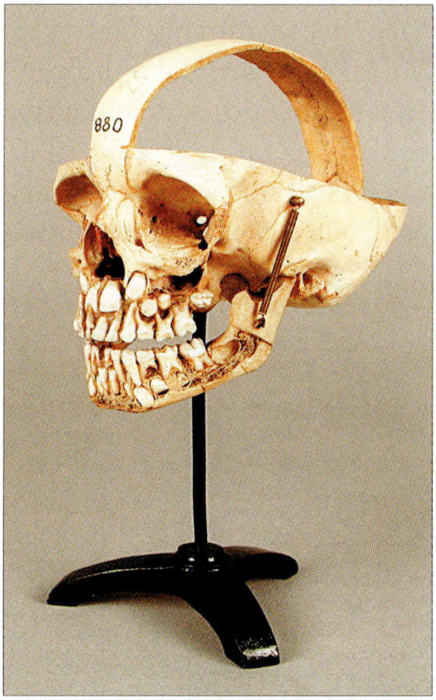

Schädel eines 5-jährigen Kindes mit Milchgebiss und bleibenden Zähnen; der Zahnwechsel beginnt in der Regel ab 6 Jahren, die Zahnentwicklung ab 2. Embryonalmonat, so dass die Anlagen der Milch- und bleibenden Zähne bereits vor der Geburt in Ober- und Unterkiefer vorhanden sind. Auf Metallständer montiert. Höhe: 29 cm.

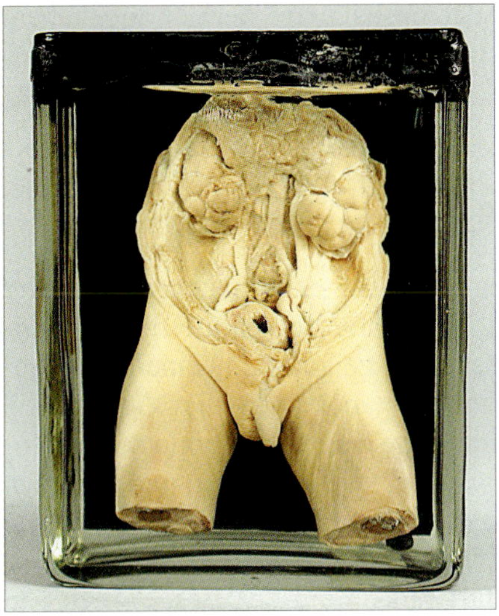

Blick in den eröffneten Bauchraum eines männlichen Kindes vor der Geburt. Die Nieren sind deutlich zu erkennen und noch gelappt; die Hoden sind noch nicht in den Hodensack gewandert. Feuchtpräparat im Glas. 10,5 x 8 x 5,5 cm.

und Geschlechtsorgane, Nervensystem und Sinnesorgane) geordnet. In einer Schrankwand an der Stirnseite des ersten Raumes befinden sich teratologische, d.h. Fehlbildungspräparate, im zweiten Raum sehr viele osteologische und craniologische Präparate, d.h. Knochen und Schädel. Letztere gehören zu einem großen Teil zur Schädelsammlung, die H. Welcker, der erste Direktor des neuen Anatomischen Institutes, seinerzeit der Universität käuflich übereignet und entscheidend ausgebaut hat. Das Skelet von H. Welcker wurde 1970 exhumiert und in einem gläsernen Sarkophag den Sammlungen zugefügt. An der Frontseite des zweiten Raumes ziert der berühmte Meckel-

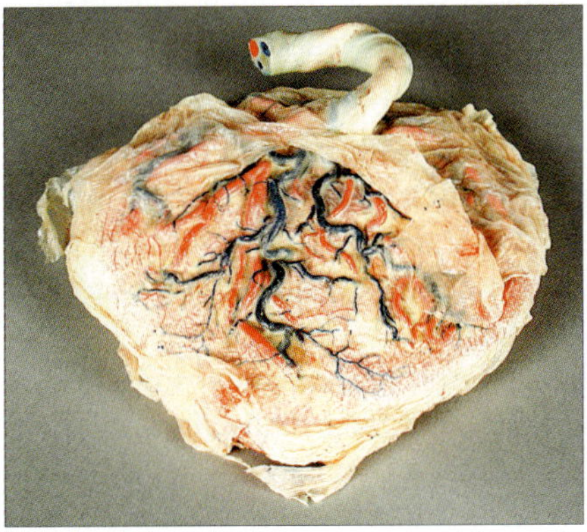

Das ernährende Organ (Mutterkuchen, Placenta) des sich entwickelnden Kindes kurz nach der Geburt. Plastinationspräparat, hergest. von E. Steinicke, 1992. Durchmesser 17,5 cm.

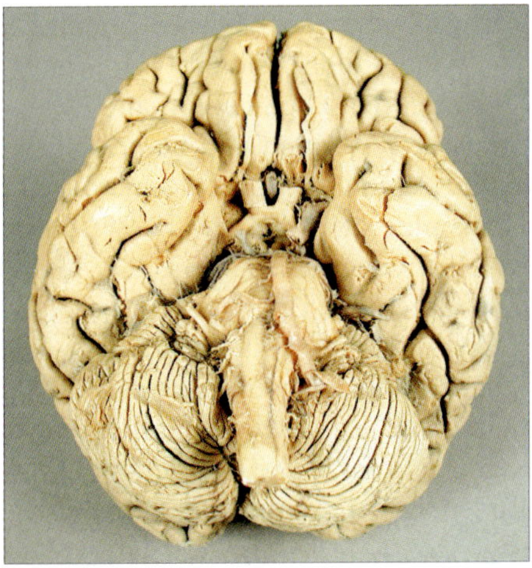

Gehirn eines Erwachsenen mit Sicht auf die basale Fläche. Groß- und Kleinhirn, Sehnervenkreuzung sowie Hirnstamm mit Hirnnerven sind sehr gut zu erkennen. Plastinationspräparat, hergest. von E. Steinicke, 1992.

Schrank die Sammlungen. Meckels Skelet besitzt, wie bereits angegeben, ein 13. Rippenpaar und Reste einer noch erhaltenen Stirnnaht oberhalb des Nasenbeins.

Varianten, Fehlbildungspräparate

Viele Präparate stammen aus dem pathologisch-anatomischen Teil der Meckelschen Privatsammlung. Lehr- und Forschungspräparate der Meckel-Zeit sind nach wie vor sehr begehrt, denn sie zeigen zum einen normgerechte anatomische Verhältnisse, zum anderen aber auch die Vielfalt von Abweichungen und Fehlbildungen. Gerade diese zuletzt genannten, sensationell anmutenden Präparate ziehen den Besucher in ihren Bann und stimmen ihn nachdenklich, denn anhand einer ganzen Reihe von ihnen wird belegt, wie abweichend die Entwicklung verlaufen kann.

Gleich vorn im ersten Schrank (Nr. 68) links kann der Besucher das in diesem Büchlein bereits erwähnte, über 200 Jahre alte Trockenpräparat eines vollständigen Situs inversus entdecken. Es stammt aus der Sammlung des älteren Meckel, wurde von dem jüngeren Meckel für wissenschaftliche Untersuchungen herangezogen und 1893 von dem Institutspräparator G. M. Klautsch renoviert. Dieses Präparat ist wie viele andere Sammlungsstücke von hohem didaktischem Wert, da es den Brust- und Bauchsitus mit der seitenverkehrten Lage der Organe zeigt. An dem 42-jährigen Mann, von dem das Präparat gewonnen und hergestellt wurde, hätte man zu Lebzeiten die Herzspitze vergeblich auf der linken Seite gesucht, denn normalerweise liegt die Herzspitze in Höhe des 5. Zwischenrippenraumes links, vom Brustbein aus gesehen neben einer Linie, die lotrecht durch die Mitte des Schlüsselbeines oder durch die Brustwarze gezogen wird. Da auch die Bauchorgane seitenverkehrt liegen, wäre bei einem solchen Zustand eine Operation bei einer Appendicitis (im Volksmund Blinddarmentzündung) auf der linken Seite des Unterbauches, nicht wie üblich rechts, erforderlich.

Im Schrank nahe der Tür links ist ein weiteres interessantes Präparat zu finden, es zeigt einen getrockneten aufgeblähten Dünndarmabschnitt mit dem sogenannten Meckelschen Divertikel. Das Dünndarmanhängsel ist ein Rest des Dotterganges, der sich in der frühen menschlichen Keimesentwicklung als Verbindung zwischen Dottersack und Darm über eine kürzere Zeitspanne nachweisen lässt und sich in der weiteren Entwicklung zurückbildet. In etwa zwei Prozent der Fälle kann er als unterschiedlich langer Rest in Form des Meckelschen Divertikels erhalten bleiben und ist dann am Ileum (Krummdarm) ungefähr 80 cm entfernt von der Einmündungsstelle des Dünndarmes in den Dickdarm zu finden. Die Entzündung eines derartigen Divertikels kann dem betroffenen Patienten erhebliche Beschwerden schaffen und dem behandelnden Chirurgen bei der Operation manches Rätsel aufgeben.

Als beklemmend empfindet der Besucher die traurigen Spiellaunen der Natur, wenn er entlang der Schränke in den Mittelgang gelangt und an der Frontseite des ersten Raumes eine Schrankwand mit vielen teratologischen, d. h. Fehlbildungspräparaten aus der Meckel-Ära erreicht. Es ist ein Sammlungsbereich, der nicht nur sofort die Neugier des Betrachters weckt, sondern auch viele Fragen nach den Ursachen derartiger Abwandlungen, Störungen und Entgleisungen von der normgerechten Entwicklung provoziert.

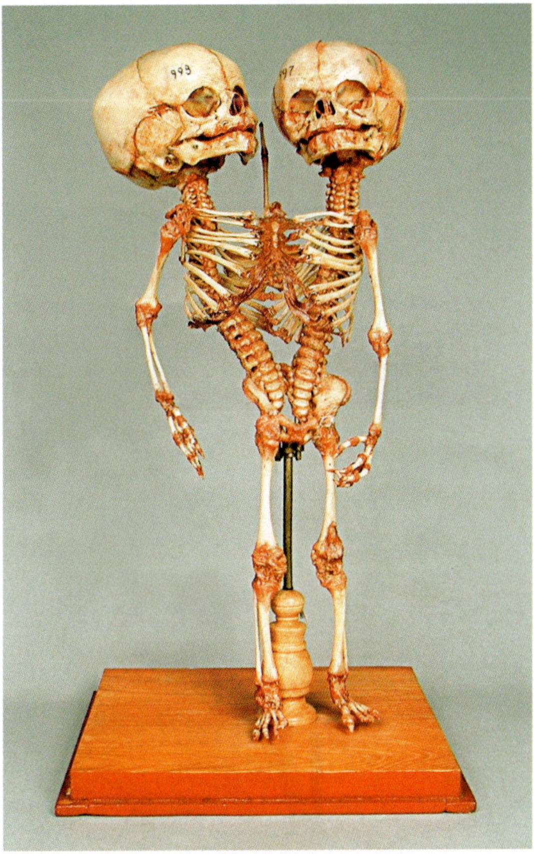

Ein Dicephalus tribrachius dipus: Kopf und Wirbelsäule sind doppelt, eine verkrümmte dritte obere Extremität zeigt nach hinten; zwei untere Extremitäten tragen das Doppelindividuum.
Präparat der Meckelschen Sammlungen, restauriert und neu aufgestellt von H. Concha Quezada 1984 unter Leitung von E. Steinicke.
Auf Metallgestell und Holzsockel montiert.
Höhe: 41,5 cm.

Die Präparate sind meist in Gläsern, gefüllt mit Alkohol und Formalin, untergebracht – etwa 250 Feuchtpräparate –, aber auch als Skelete oder ausgestopfte, getrocknete Integumente (Häute) erkennbar. Auffällig sind z. B. doppelköpfige Individuen mit nicht vollständig getrennten Brustkörben, zwei Wirbelsäulen und einer dritten oberen Extremität. Zwei untere Extremitäten sind eigentlich für zwei Körper vor-

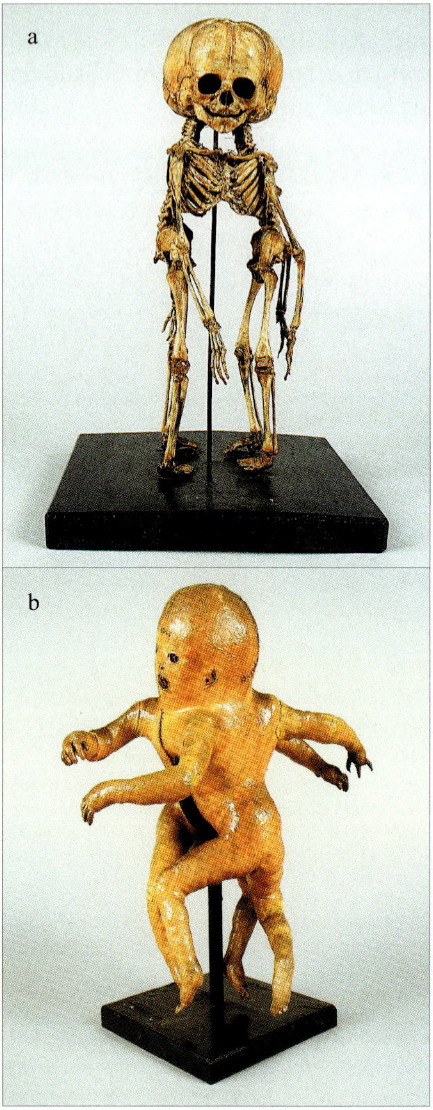

Skelet (a) und Integument (Haut [b]) einer Doppelbildung mit „einem“ Kopf. Es liegt ein Janus vor. Präparate der Meckelschen Sammlungen. Auf Metallgestell und Holzplatte montiert. Höhe: 30 und 34 cm.

handen, die am Ende der individuellen Entwicklung (Ontogenese) hätten entstehen sollen. Derartige Fehlentwicklungen in dieser Form sind durchaus lebensfähig. Andererseits lassen sich aber auch umgekehrte anatomische Verhältnisse nachweisen. In einem weiteren Schrank (Nr. 83–86) entdeckt man ebenfalls viele Fehlbildungen. Darunter sind Doppelbildungen, an denen wohl die oberen und unteren Extremitäten sowie die Wirbelsäulen doppelt, die beiden Brustkörbe allerdings nicht vollständig getrennt, sondern in der Region der Brustbeine zusammengewachsen sind, der Kopf aber bei flüchtiger Betrachtung nur einmal vorhanden ist. Bei genauem Hinschauen erkennt man, dass der Gesichtsschädel tatsächlich einfach erscheint, indes der Schädel des Hinterhaupt- und Scheitelbereiches doppelt angelegt ist. Es liegt ein sog. Januskopf vor, der entweder als symmetrischer, mit zwei auf einander entgegengesetzten Seiten liegenden Gesichtern (Cephalothoracopagus disymmetros), oder als asymmetrischer, mit einem Gesicht nach der einen sekundären Vorderseite hin (Cephalothoracopagus monosymmetros), auftreten kann. Diese Fehlbildungsformen sind sehr selten. Andersherum ist an einem Fehlbildungspräparat im Kopfbereich „nur“ ein doppeltes Gesicht mit Schlussdefekten des Schädels zu erkennen, der Rumpf, der im Rückenbereich eine Spaltung der Wirbelsäule zeigt, trägt zwei obere und zwei untere Extremitäten. Es liegt ein Diprosopus mit Craniorhachischisis vor. Die Beispiele zeigen, dass die Entwicklung zu einem Zwilling aus einer befruchteten Eizelle irgendwann nicht weitergegangen, sondern stehen geblieben ist. Eine konsequent vollständige Entwicklung in zwei total voneinander getrennte Individuen ist nicht erfolgt. Es lassen sich weitere Präparate anführen, die beispielhaft aufzeigen, welchen Störungen die grandiose Entwicklung von der befruchteten Eizelle bis zur Geburt des sich entwickelnden und heranwachsenden Keimes unterzogen sein kann. Sirenen, Zyklopen, Vielfingrigkeit, Spaltbildungen im Lippen-, Kiefer- und Gaumenbereich, Kopflosigkeit (Acephalie), angeborene Leibeswandbrüche – somit eine beträchtliche Anzahl von monströsen Fehlbildungen – sind Bestandteil der human-anatomischen Sammlung. Wir gehen davon aus, dass viele von ihnen bereits unter Philipp Meckel und auch schon von dem älteren Meckel zusammengetragen wurden. Ein ganzer Schrank (Nr. 83–86) enthält vor allem derart alte Sammlungsstücke. Es sind ausnahmslos Skelet- und Hautpräparate. Einige von ihnen sind rötlich gefärbt, das bedeutet, dass man sie während der Herstellung gebeizt bzw. gefärbt hat. Nach Entweidung des Körpers und Mazeration bzw. Kochen wurden die Knochen in eine Abkochung des Fernambukholzes (oder Rotholzes) unter Alaun-Zusatz gebracht. Gefärbte Knochen wurden dann mit Lack oder Mandelöl überzogen. Zum Trocknen der Häute stopfte man diese mit krausen Haaren, geölter Wolle oder Baumwolle aus.

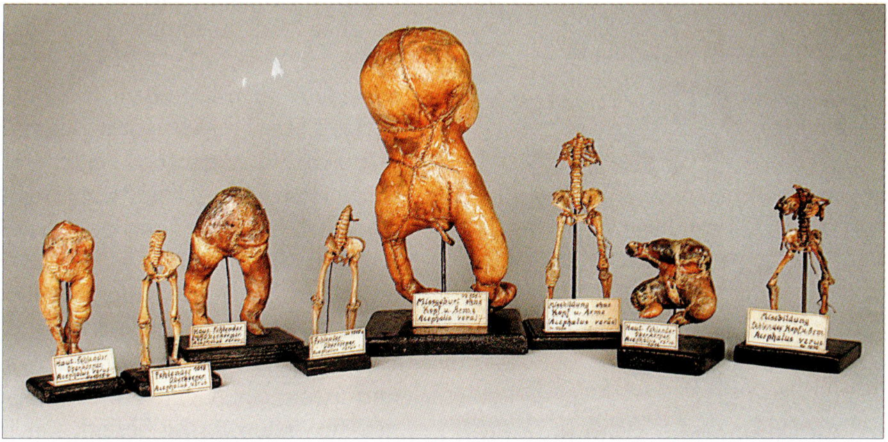

Kopflosigkeit und z. T. fehlende obere Rumpfabschnitte: Skelet-Torsi und Integumente (Häute). Präparate aus den Meckelschen Sammlungen des 18. und 19. Jahrhunderts. Mit Draht auf Holzplatte montiert. Höchste Höhe: 33,5 cm.

Durch umfangreiche Nachforschungen ist es gelungen, 149 Präparate des human-teratologischen Sammlungsbestandes, der weit über 300 Stücke umfasst, der Entstehungszeit zuzuordnen. 90 von ihnen gehören in die Meckel-Zeit, davon 5 in die Schaffenszeit des älteren Meckel, 25 in die Zeit von Philipp Meckel, 60 in die Zeit des jüngeren Meckel. Unter diesen befinden sich sehr viele Sammlungsstücke, die für Doktorarbeiten herangezogen wurden. Darunter sind Präparate anzutreffen, die J. F. Meckel d. J. für seine Dissertation „De cordis conditionibus abnormibus", die er am 8. April 1802 verteidigte, verwendet und untersucht hat. Zu den wissenschaftlich und historisch ganz wertvollen Exponaten sind die von Meckel d. J. peinlich genau analysierten Präparate zum Meckel-Syndrom zu rechnen. Es handelt sich um Skelete von einem Mädchen und einem Jungen. Etliche Sammlungsstücke wurden unter Berücksichtigung von modernen diagnostischen Aspekten nachuntersucht. Inzwischen wurden auch genetische Untersuchungen an teratologischen Feuchtpräparaten aufgenommen, um eventuell vorliegende chromosomale Imbalanzen bzw. genetische Defekte nachzuweisen.

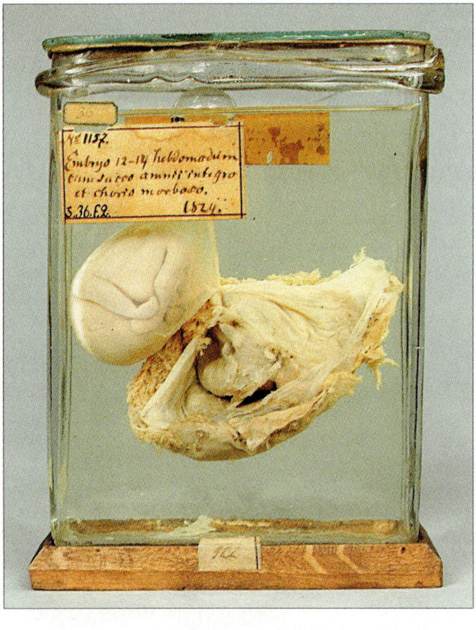

12- bis 14-wöchiger Embryo im Fruchtsack mit Placenta; eine luftgefüllte Glaskugel hält das Präparat in der Schwebe.
Feuchtpräparat der Meckelschen Sammlungen, 1824.
Glas mit Holzsockel. 19 x 12,5 x 5,5 cm.

Präparate zur menschlichen Keimesentwicklung

Es wäre geradezu nachlässig, würde man, im Zusammenhang mit Fehlbildungen, die Präparate zur normalen menschlichen Keimesentwicklung außer Acht lassen. Die Anzahl derselben erscheint vergleichsweise gering, wenn man nur die Feuchtpräparate des ersten Raumes einbezieht. Mehr sind es, wenn man z. B. die osteologischen Präparate zur skeletalen Entwicklung des Menschen vor und nach der Geburt hinzurechnet. Im ersten Raum befinden sich interessante Feuchtpräparate zur menschlichen Keimesentwicklung (Schr. Nr. 71–74). Eines stammt aus dem Jahre 1824 und zeigt einen 12 bis 14 Wochen alten menschlichen Keim, der im Fruchtsack eingehüllt liegt und mit der Placenta, seinem ernährenden Organ verbunden ist. Deshalb wird die Placenta auch Mutterkuchen genannt. Menschliche Placenten sowie solche von Säugetieren sind mehrfach in der Sammlung als Feucht- und Plastinations-Präparate zu finden. Von besonderem Interesse sind auch Sammlungsstücke zu Mehrfachbildungen in Form von Zwillingen sowie Präparate, die menschliche Embryonen unterschiedlichen Alters in utero, d. h. in der Gebärmutter zeigen. Eine Reihe dieser Präparate ist erst in der ersten Hälfte des 20. Jahrhunderts dazugekommen.

Injektions- und Korrosionspräparate

Neben den embryologischen und teratologischen Stücken gehören Injektions- und Korrosionspräparate zu den auffälligsten Objekten der Sammlungen. Sie sind in jenen Schränken (Nr. 62–68, 77/78, 83–86) des ersten Raumes zu finden, die sich den Organsystemen zuwenden.

Einige wenige Details zu Entstehung und Entwicklung dieser speziellen Präparationstechniken sollen das Verständnis für diese Gruppe von Präparaten erleichtern. Lange Zeit hatten die Anatomen nur einfache Instrumente und Hilfsmittel, um Zergliederungen durchzuführen. Sie wussten deshalb wenig über Struktur und Funktion von parenchymatösen Organen wie Leber, Lunge und Nieren sowie über das Blutgefäßsystem dieser Organe. Größere Gefäße wurden mit Draht und Holzstäbchen sondiert und der Gefäßverlauf durch Auftrennen der Gefäßwände mit einem Messer nachvollzogen. Blutgefäße kleineren Kalibers blieben dem Auge des Anatomen verborgen. Fortschritte in der Erkundung von Gefäßaufzweigung und -verteilung wurden erreicht, als man begann,

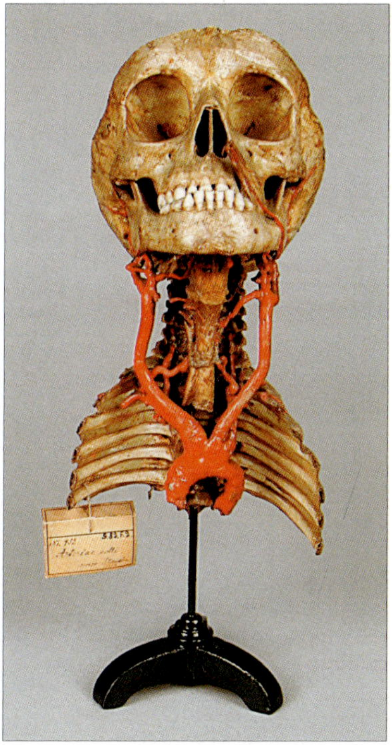

Von G. M. Klautsch 1882 renoviertes Trockenpräparat mit injizierten Arterien des Halses und des Kopfes aus den Meckelschen Sammlungen. Auf Metallständer montiert. Höhe: 30 cm.

die Gefäße mit Stoffen zu füllen. Zuerst nahm man Luft und gefärbtes Wasser. In der zweiten Hälfte des 17. Jahrhunderts führten die niederländischen Anatomen J. Swammerdam (1637–1680), J. van Horne (1621–1670) und R. de Graaf (1641–1673) die Gefäßinjektion mit geschmolzenem Wachs in die Präparationstechnik ein, so dass augenblicklich ein Aufschwung in der Darstellung von Gefäßen eintrat. Der holländische Anatom Frederik Ruysch war einer der berühmtesten „Injektionskünstler", er entwickelte eine Injektionsmasse, mit der er bis in die kleinsten arteriellen Gefäße, Arteriolen genannt, eindringen konnte. Bei der erstarrenden Injektionsmasse, der Materia ceracea, dürfte es sich um eine Mischung aus Talg und Wachs mit Zusatz von Zinnober gehandelt haben. Fleischfressende Maden bzw. Larven nagten die mit Injektionsmasse gefüllten Gefäße frei, so dass im Ergebnis ein Korrosionspräparat entstand.

J. N. Lieberkühn (1711–1756) vervollkommnete Injektions- und Korrosionstechniken. Ihm gelang es, bis in die kleinsten Blutgefäße (Kapillaren) vorzudringen, außerdem korrodierte er mit Säuren. Im 19. Jahrhundert wurden die Techniken weiter verfeinert. Zu den berühmten Anatomen, die sich darum Verdienste erworben haben und deshalb an dieser Stelle genannt werden sollen, gehören J. Shaw (1791–1827), J. Hyrtl (1810–1894) sowie K. L. Teichmann (1823–1895).

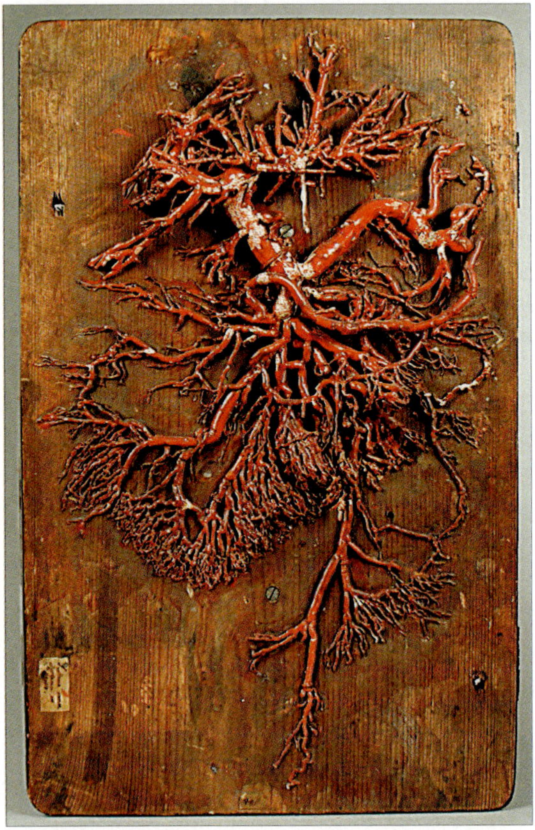

Auf einem Holzbrett montierte Blutgefäße des Pfortadersystems. Die Pfortader (Vena portae) sammelt das nährstoffreiche Blut des Darmes sowie das Blut der Milz und führt es der Leber zu. Injektionspräparat der Meckelschen Sammlungen. 47 x 28,5 cm.

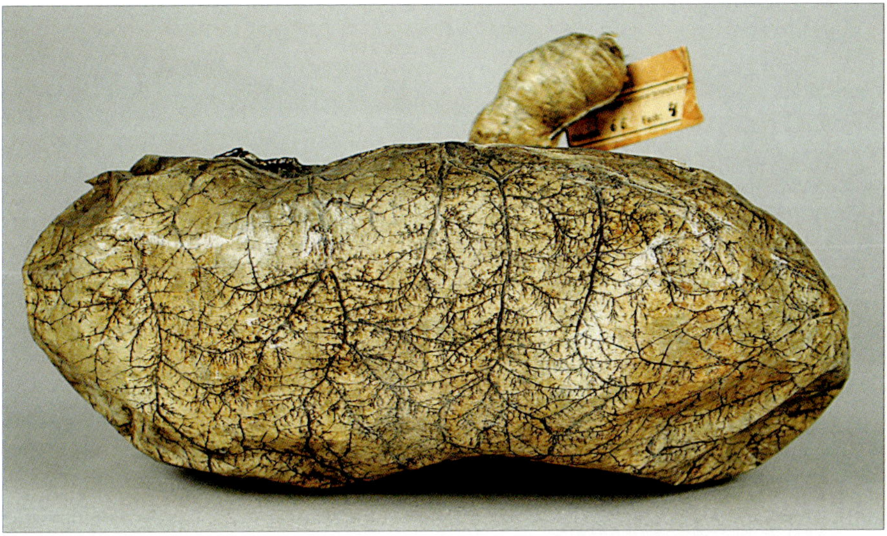

Injektionspräparat der arteriellen Blutgefäße der Magenwand. Trockenpräparat der Meckelschen Sammlungen.

In der human-anatomischen Sammlung befinden sich hervorragende Beispiele für Injektions- und Korrosionspräparate. Eine ganze Reihe von ihnen dürfte in Herkunft und Herstellung der privaten Meckelschen Sammlung zuzuordnen sein. Sehr instruktiv und für die Lehre vorzüglich geeignet ist ein Injektionspräparat, welches die Gefäße des Pfortaderkreislaufes zeigt und auf einem Holzbrett montiert ist (Schr. Nr. 68). Die Pfortader (Vena portae) nimmt das nährstoffreiche Blut des im Bauchraum liegenden Magen-Darmtraktes sowie das Blut der Milz auf und führt es der Leber zu. Die Vene verzweigt sich in der Leber bis in kleinste, kapillare Gefäße (Sinusoide), die den Kontakt des Blutes mit dem Leberparenchym gestatten. Weitere Präparate sind ebenfalls sehr eindrucksvoll, vor allem jene, die große injizierte Gefäße der verschiedenen Regionen des Körpers oder die feinsten injizierten Gefäße in Dünndarm, Magen und Integumenten zeigen (Schr. Nr. 63, 91, 95). Die Trockenpräparate des Darmes sind oft unnatürlich aufgebläht, um die Gefäßzeichnung noch deutlicher zu machen. Nicht nur Blutgefäße wurden mit Injektionsmassen gefüllt, sondern auch Ausführungsgänge von Drüsen, z. B. der Bauchspeicheldrüse.

Einige Injektions- und Korrosionspräparate, zumindest sieben (Schr. Nr. 62, 65, 77, 83, 84), vielleicht noch mehr, stammen aus der berühmten Anatomischen Sammlung der Wittenberger Universität, welche 1817 durch die Vereinigung

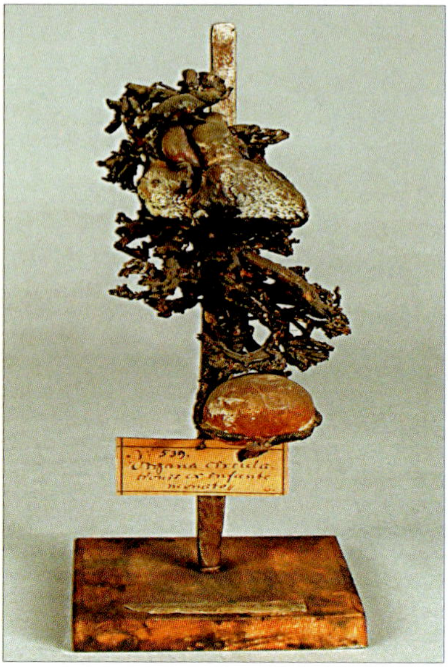

Injiziertes Blutgefäßsystem eines Neugeborenen.
Präparat der Meckelschen Sammlungen. Auf Metallständer mit Holzsockel montiert. Höhe: 26 cm.

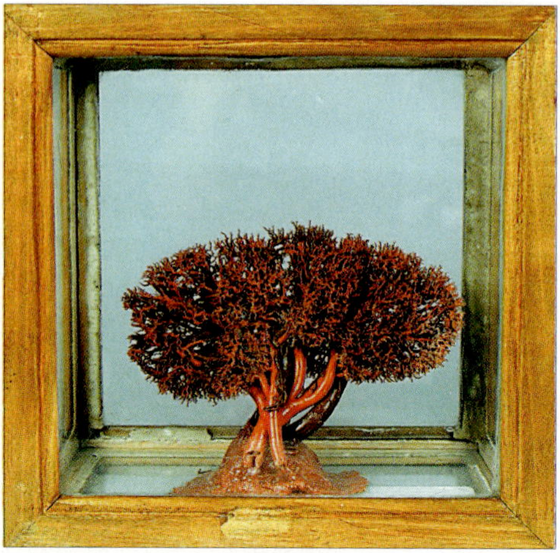

Korrosionspräparat der Niere. Durch die gleichmäßige Aufzweigung der Blutgefäße entsteht der Eindruck eines Korallenstockes. Ursprung und Zuordnung des Präparates sind noch nicht abschließend geklärt; wahrscheinlich aus den Meckelschen Sammlungen.
In einem Glaskasten mit Holzrahmen montiert.
16 x 15 x 10,5 cm.

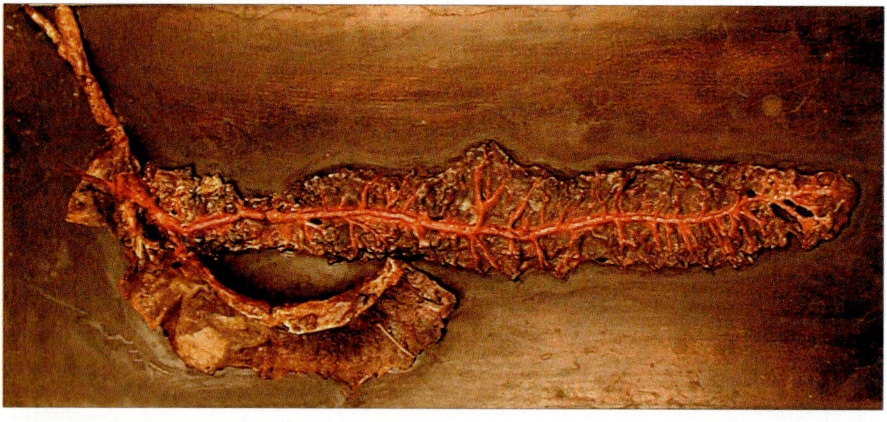

Auf einem Holzbrett befestigtes Injektionspräparat zur Darstellung des Ausführungsgangsystems der Bauchspeicheldrüse. 40 x 16 cm.

mit der Halleschen Universität nach Halle kamen. Die Präparate tragen Etiketten mit dem Hinweis: Wittenberg 1817. Es könnte sein, dass originäre Ruysch-Präparate darunter sind. Ruysch hatte zwei Sammlungen geschaffen. Die erste, die er in Amsterdam kommerziell zur Schau stellte, verkaufte er später an den russischen Zaren Peter den Großen, baute eine zweite auf, die dann, zumindest in Teilen, an die Wittenberger Universität gelangte. Präparate könnten auch aus der Hand des nicht weniger bekannten Wittenberger Anatomen Abraham Vater stammen, denn er hat Ruyschs Techniken in Amsterdam kennen gelernt und selbst praktiziert. Nach A. Vater sind Tastkörperchen der Haut sowie die Mündungsstelle des Gallen- und Bauchspeicheldrüsenganges im Zwölffingerdarm benannt.

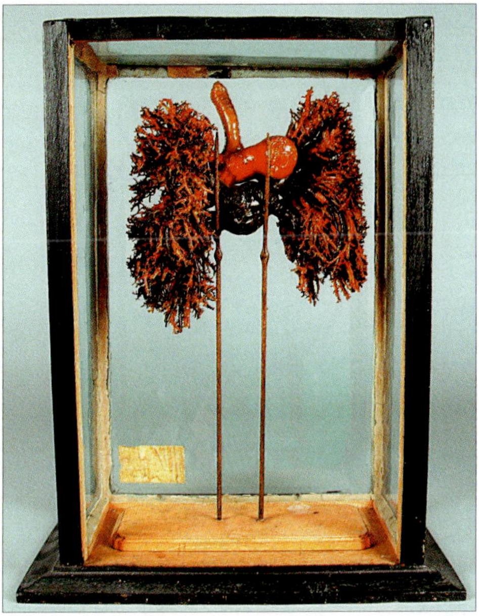

Korrosionspräparat der Lunge aus der Wittenberger Sammlung.
In einem Glaskasten mit Holzrahmen montiert. 39 x 24,5 x 15 cm.

Die Zuordnung der Injektions- und Korrosionsstücke zur jeweiligen Ära ist dennoch nicht ganz ohne Probleme vorzunehmen, da nicht in allen Fällen bekannt ist, welche Injektionsmassen eingesetzt wurden. Hinweise in vorhandenen Katalogen sowie auf Etiketten der Sammlungsstücke sind deshalb recht hilfreich. Von den 36 im heutigen Bestand noch vorhandenen Korrosionspräparaten sind zumindest zwei Drittel erst in diesem Jahrhundert unter Anwendung von Kunststoffen durch G. Trautmann (1900–1971), der von 1929 bis 1970 am halleschen Anatomischen Institut als Präparator wirkte, entstanden. Sehr eindrucksvoll sind die Korrosionspräparate des Herzens, an dem die arteriellen Herzkranzgefäße bis in die kleinsten sichtbaren Bereiche dargestellt sind (Schr. Nr. 77). Die Betrachtung und das Studium gerade dieser Präparate machen deutlich, welche Gefahren lauern, wenn sich derartige versorgende Gefäße verschließen und kein Blut mehr in die Muskelwand passieren lassen. Ein Herzinfarkt, d.h. der Untergang von Teilen des Herzmuskels, ist dann die nicht selten tödliche Folge.

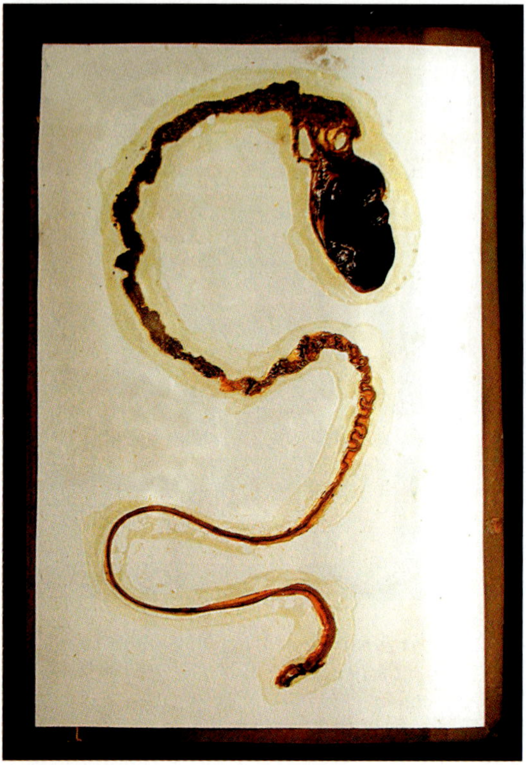

Mit Quecksilber injiziertes Präparat des Hodens, Nebenhodens und Samenleiters.
Präparat von J. F. Meckel d. J. (1828[?]).
Im Glaskasten montiert. 18 x 11,5 x 1,5 cm.

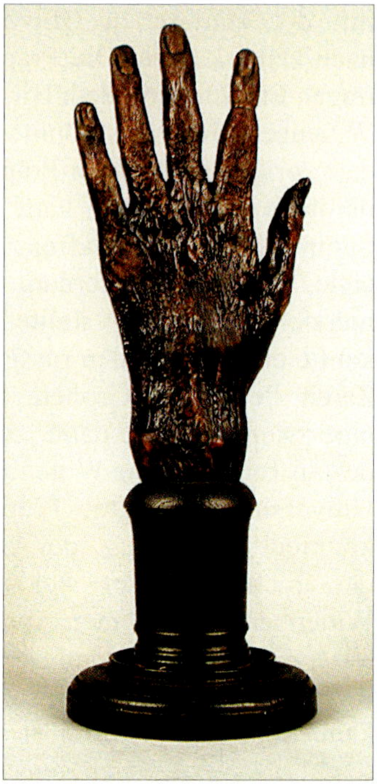

Quecksilber-injizierte linke Hand eines Erwachsenen.
Präparat von F. A. Moser, 1839 (?).
Auf Holzsockel montiert.
Höhe: 33 cm.

Ergänzt sei, dass Injektion bzw. Korrosion nicht nur mit erstarrenden Injektionsmassen wie Wachs, sondern bis weit in das 19. Jahrhundert auch mit Quecksilber und verschiedenen Metallegierungen betrieben wurden. Die Quecksilberinjektion setzte man ein, um Lymphgefäße – bis in die Zeit des jüngeren Meckel als Saugadern bezeichnet – darzustellen. Die Einführung der mit Terpentin und Äther verdünnten Ölfarben am Ende des vorigen Jahrhunderts verdrängte das Quecksilber als Injektionsmedium.

In der heutigen Sammlung sind noch über 30 Quecksilber-Injektionspräparate vorhanden (Schr. Nr. 87–90), u. a. zur Darstellung von Saugadern (Lymphgefäßen) in Harnblase, Gallenblase, Mesenterium (Darmgekröse), Muskulatur, Haut usw. Ursprünglich müssen es über 80 gewesen sein. Viele von ihnen stammen aus der Meckel-Ära, sechs Präparate mit Sicherheit von J. F. Meckel d. J selbst. Es sind Hodenpräparate und ein Muskelpräparat. Zwei auffällige Präparate zur Anatomie der Hand könnten auch in der Nach-Meckel-Zeit von Prosektor F. A. Moser hergestellt worden sein. An ihnen sind die Arterien mit Quecksilber gefüllt. H. Welcker hat ebenfalls mit Quecksilber injiziert. Ein historisches Injektionsgerät kann in einem der Sammlungsschränke betrachtet werden.

Wie einige Sammlungspräparate zeigen, wurden Metallausgüsse mit Metalllegierungen (Blei, Zinn, Wismut) zur Darstellung des Bronchialbaumes, des äußeren Gehörganges oder der Nasennebenhöhlen gefertigt.

Weitere Trocken- und Feuchtpräparate zur systematischen Anatomie

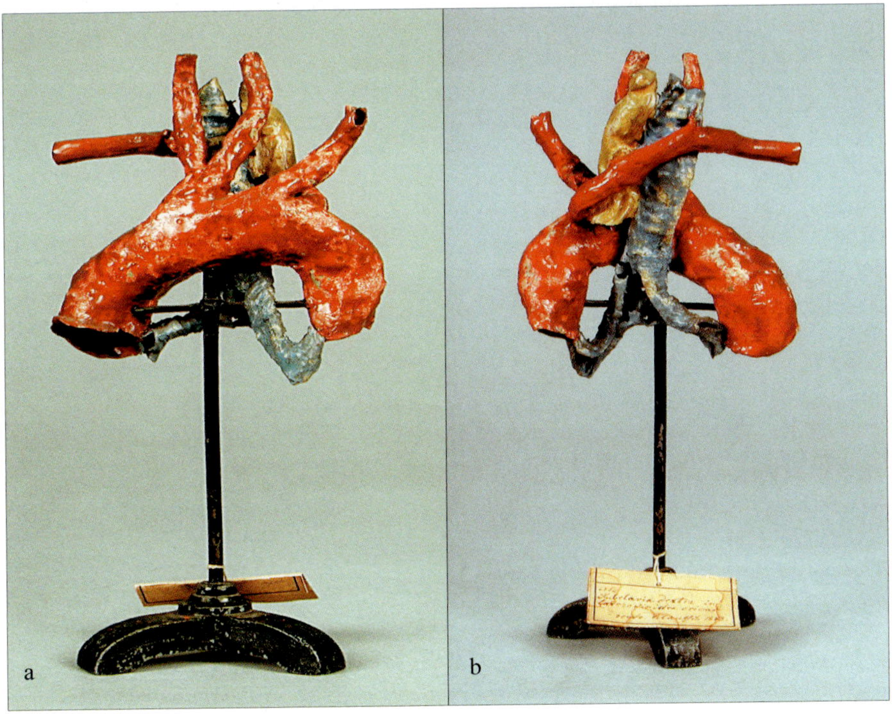

Das Präparat zeigt den Aortenbogen (rot) mit den abgehenden Arterien für Kopf, Hals und obere Extremitäten. Die Schlagader (Arteria subclavia) für den rechten Arm und die rechte Schulter geht als letztes Gefäß weit links ab und schlingt sich um die Speiseröhre nach rechts. Diese Variante wird als Arteria lusoria bezeichnet. Ansicht von vorn (a), von hinten (b). Auf Metallständer montiert. Höhe: 21 cm.

Das Arsenal an Lehrpräparaten nimmt in der human-anatomischen Sammlung einen gewaltigen Platz ein. Dies überrascht den Besucher sicherlich nicht, denn es wird erwartet, dass ein Universitätsinstitut in ausreichendem Maße über genügend Lehr- bzw. Unterrichtsmaterial verfügt. Die Kataloge, die seinerzeit von Münter zu den Meckelschen Sammlungen angefertigt wurden, zeigen, dass der Bestand an Demonstrations- und Studienmaterial bereits in der Meckel-Ära sehr umfangreich gewesen sein muss. Beredtes Zeugnis davon legen viele Trockenpräparate ab, die später von Klautsch renoviert wurden, z. B. Präparate zu den oberen und unteren Extremitäten, an denen man

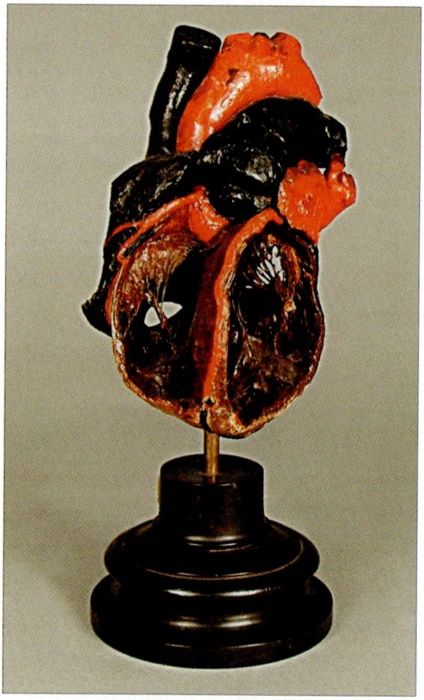

Trockenpräparat des Herzens mit eröffneter linker und rechter Herzkammer zur Darstellung des Klappenapparates sowie der mit Injektionsmasse gefüllten abgehenden und zuführenden Blutgefäße.
Präpariert von H. Welcker, 1890.
Auf Metallständer mit Holzsockel montiert.
Höhe: 29 cm.

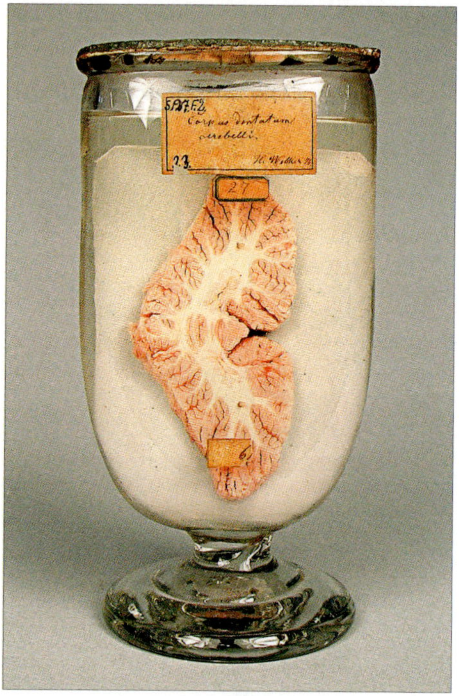

Mit Carmin gefärbter Makroschnitt zur Demonstration des Kleinhirns.
Feuchtpräparat in einem mundgeblasenen geschwungenen ovalen Glas mit Fuß.
Hergestellt von H. Welcker, 1876.
19 x 10 x 6 cm.

Muskeln, Gefäße und Nerven ausgezeichnet studieren kann (Schr. Nr. 83–86). Präparate des Aortenbogens erteilen Auskunft darüber, welche Varianten in den Gefäßabgängen vorkommen können, z.B. eine Arteria lusoria; die Schlagader (Arteria subclavia) für den rechten Arm und die rechte Schulter geht als letztes Gefäß links aus dem Aortenbogen ab und schlingt sich um den Ösophagus (Speiseröhre), um nach rechts zu gelangen (Schr. Nr. 78). Durch diesen abweichenden Verlauf kann es durch Druck auf die Speiseröhre zu Schluckbeschwerden (Dysphagia lusoria) kommen. In der Regel geht das arterielle Gefäß gleich rechts aus einem Gefäßstamm des Aortenbogens ab. Didaktisch hervorragende Demonstrationsstücke zum Ductus thoracicus, dem größten Lymphgefäß des menschlichen Körpers – auch Milchbrustgang genannt –, vermitteln ein weiteres Mal den Eindruck, dass in der Natur mit Abweichungen zu rechnen ist. In einem Falle mündet das Lymphgefäß nicht links in das venöse System (in den linken Venenwinkel), sondern rechts (Schr. Nr. 78), in einem anderen Falle gewinnt das Gefäß sogar Anschluss an eine Arterie. Das zuerst genannte

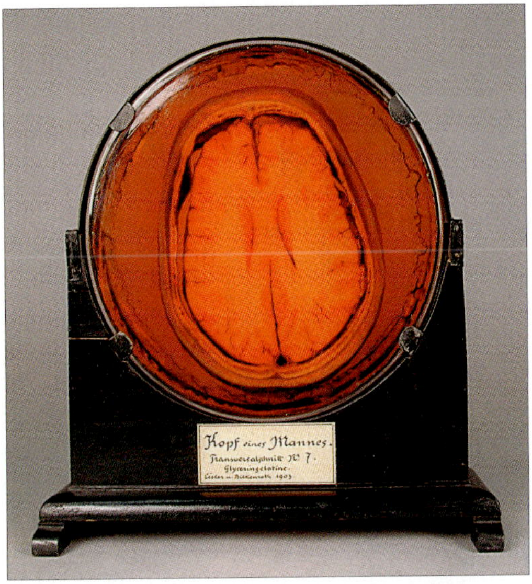

Transversalschnitt durch den Kopf eines Mannes, in Glyceringelatine eingebettet. Präpariert und hergestellt von Eisler und Bilkenroth, 1903. Im Glas mit Holzrahmen und -fuß montiert. Höhe: 30 cm.

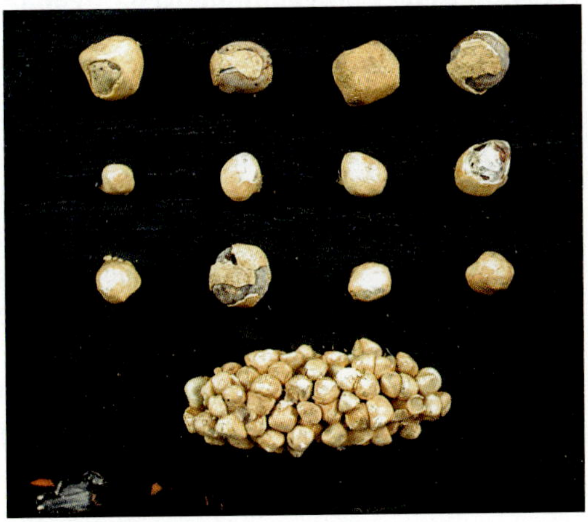

Gallensteine unterschiedlicher Größe. Auf einem Holzbrett montiert. 14 x 13 cm.

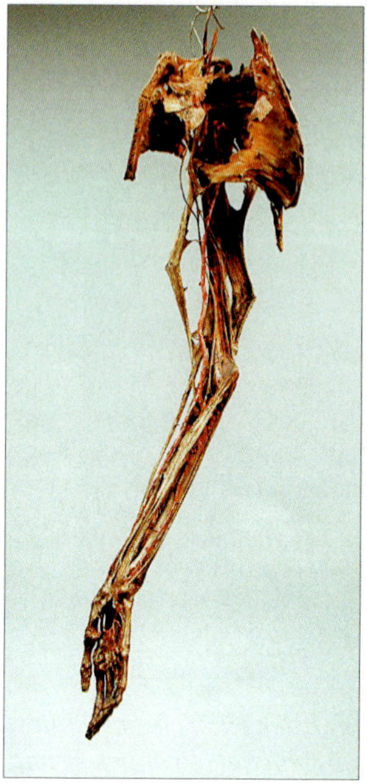

Obere Extremität mit injizierten Blutgefäßen. Trockenpräparat aus den Meckelschen Sammlungen. Länge: 68 cm.

Präparat könnte vielleicht aus der Sammlung von J. F. Meckel d. Ä. stammen.

Lehr- und Studienpräparate wurden in der Nach-Meckel-Zeit bis zur Gegenwart systematisch hergestellt. Darunter sind ausgezeichnete Trocken- und Feuchtpräparate, die von H. Welcker selber stammen oder unter seiner Anleitung entstanden. Zu bestaunen sind die wegen ihrer didaktisch geschickten Darstellungsweise im Unterricht begehrten Herz- und Gelenkpräparate. Zu den sehr wertvollen Exponaten gehören auch Präparate von H. Welcker und von P. Eisler (1862–1935) zum Nervensystem (Schr. Nr. 103–110). Diese Eislerschen Präparate wurden 1902 und 1924 auf der 16. bzw. der 33. Versammlung der Anatomischen Gesellschaft vorgestellt. Prof. Eisler war Anatom und Prosektor unter H. Welcker und W. Roux.

Osteologische und craniologische Präparate *(Knochen, Skelete und Schädel)*

Diese Präparate befinden sich überwiegend in den Schränken (Nr. 3–6, 33–36) des zweiten Sammlungsraumes. Betritt der Besucher diesen Raum, dann fallen ihm zunächst, wenn man vom Meckel-Skelet absieht, rechts und links viele Erwachsenenskelete auf, die unterschiedlich groß erscheinen. Es sind weit über 30; sie stammen von Menschen aus allen Erdteilen. Einige Skelete lassen sich auf Grund der Kataloge den Meckelschen Sammlungen, die ursprünglich viel mehr Skelete besaßen als jetzt zu ermitteln sind, zuordnen, z. B. das Skelet vom Mohren „Selim" (Schr. Nr. 6), welches Moser und Münter 1823 zusammengesetzt haben, oder das Skelet einer Frau, „welches der Medicinalrath Brunn in Koethen seinem Vetter Fried. Meckel [1823] geschenkt hat." Die verwandtschaftliche Beziehung Brunn/Meckel resultierte aus der ehelichen Verbindung von Charlotte Luise Meckel (1787–1852), einer Tochter aus Ph. Meckels zweiter Ehe und somit einer Halbschwester von J. F. Meckel d. J., mit Med.Rat Dr. Brunn im anhaltischen Köthen.

Die anderen Erwachsenenskelete wurden erst in der Nach-Meckel-Zeit den Sammlungen zugefügt und z.T. in den neunziger Jahren des 19. Jh. aufgestellt. Die Skelete sind Geschenke an H. Welcker oder wurden seinerzeit von ihm angekauft. Grausig ist die Notiz, die man auf dem Etikett des Skeletes eines Altperuaners findet, denn sie offenbart einiges über das Schicksal, das diesem Menschen zu Lebzeiten widerfahren sein dürfte: „Der Schädel in mehr als 50 Stücke zertrümmert, die Vorderarme zerschlagen […] laesst vermuten, dass diese Knochenbrüche bei Lebzeiten erfolgten u. der Mann mit Keulen erschlagen wurde“. Der Leichnam war mumifiziert. Der Präparator Klautsch hat den mumifizierten Leichnam skeletiert (Schr. Nr. 4). Einige eingetrocknete Muskeln sind noch am Skelet fixiert. P. Eisler hat die Mumie und drei weitere gezeichnet.

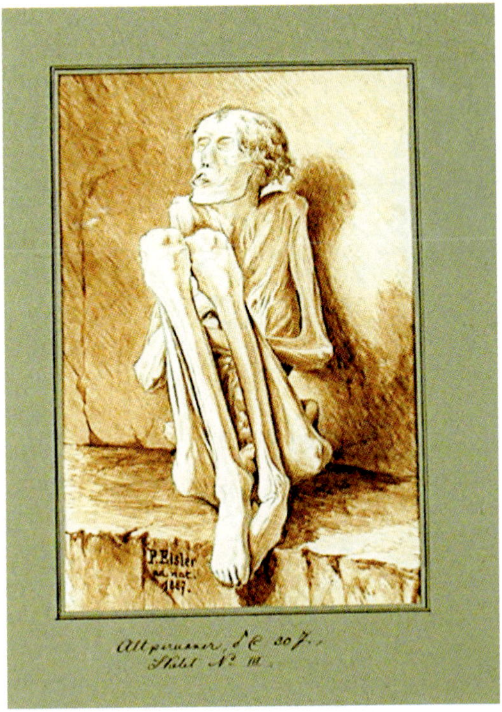

Eine von H. Welcker käuflich erworbene Mumie eines altperuanischen Mannes. Zeichnung von P. Eisler, 1887.
Maße der Zeichnung: 14 x 9,5 cm unter Glas mit Holzrahmen 34 x 26 cm.

Von besonderem Interesse sind auch die in einem weiteren Schrank (Nr. 7, 9) zu findenden Rumpfskelete mit ausgeprägten Skoliosen oder mit einer Trichterbrust aus dem Meckelschen Privatkabinett. Im 2. Band seines Handbuches der pathologischen Anatomie weist J. F. Meckel d. J. 1816 darauf hin: „Das Rückgrat ist entweder regelwidrig nach hinten (Cyphosis s. gibberositas), nach vorn (Lordosis), oder nach der Seite (Scoliosis) gewölbt oder gekrümmt.“

„Unzählig“ viele Präparate in diesem zweiten Raum geben über Knochenaufbau und -struktur sowie über Entwicklung und Wachstum des menschlichen Skeletes Auskunft. Der osteologische Unterricht hatte zu allen Zeiten in der Ausbildung der Studenten einen hohen Stellenwert. Durch Anwendung

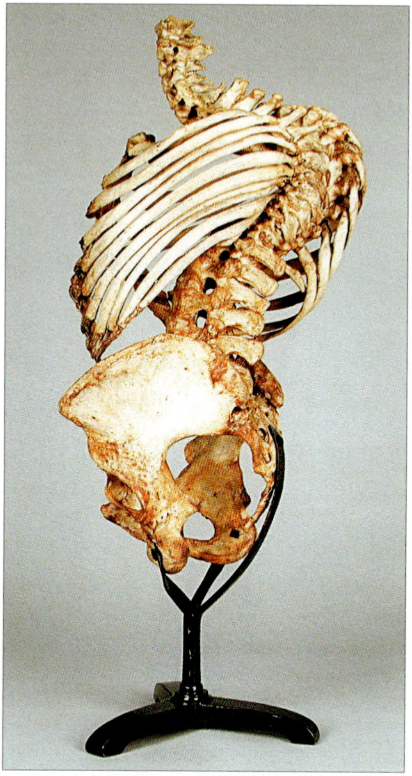

Buckelbildung durch deutlich ausgeprägte Skoliose der Wirbelsäule. Skeletpräparat aus den Meckelschen Sammlungen.
Auf Metallständer montiert.
Höhe: 60 cm.

neuer Techniken, z. B. zur Herstellung von Knochenschliffen und -schnitten, verbesserten sich die Möglichkeiten, die Struktur der Knochen zu erforschen. Ende des vorigen Jahrhunderts gingen Wissenschaftler der Frage nach, nach welchen strukturellen und funktionellen Gesichtspunkten ein Knochen aufgebaut ist. An der Beantwortung der Frage arbeitete z. B. der Berliner Chirurg Julius Wolff, er zersägte die Knochen mit einer Maschine für Elfenbeinsägerei und erhielt ausgezeichnete furnierblattartige Knochenpräparate. Sie zeigen die innere Architektur eines Knochens: die massive kompakte Substanz des Knochenschaftes sowie den schwammartigen Bereich der Knochenenden, deshalb auch als Spongiosa bezeichnet. Wir wissen, dass die Spongiosa aus Knochenbälkchen, die sich trajektoriell, wie man sagt, nach Zug- und Druckbelastungen ausrichten, besteht. Um den Knochenaufbau verstehen zu lernen, hat man auch Modelle entworfen. Wie sich das innere Knochengefüge dramatisch verändern kann, zeigt das hervorragende Präparat einer Inaktivitätsatrophie. Ein langes Krankheitslager zieht eine Inaktivität des Bewegungsapparates nach sich und kann zu deutlichen Veränderungen der Knochenstruktur führen (Schr. Nr. 43). Wie plastisch Knochengewebe sein kann, zeigen auch die von H. Welcker nachmodellierten verkrüppelten Skelete von Füßen chinesischer Frauen, die sich, möglicherweise einem Schönheitsideal folgend (kleine Füße, zierlicher Gang), in der ersten Dekade des nachgeburtlichen Lebens einer schmerzhaften Prozedur unterzogen, indem die Füße straff bandagiert wurden (Schr. Nr. 11, 13). Resultat ist ein steilgestelltes Fersenbein, fast senkrecht stehende Mittelfußknochen sowie umgebogene Zehenknochen. Ein anderes Beispiel ist jener Schädel, der nach hinten in Richtung Hinterhauptbein

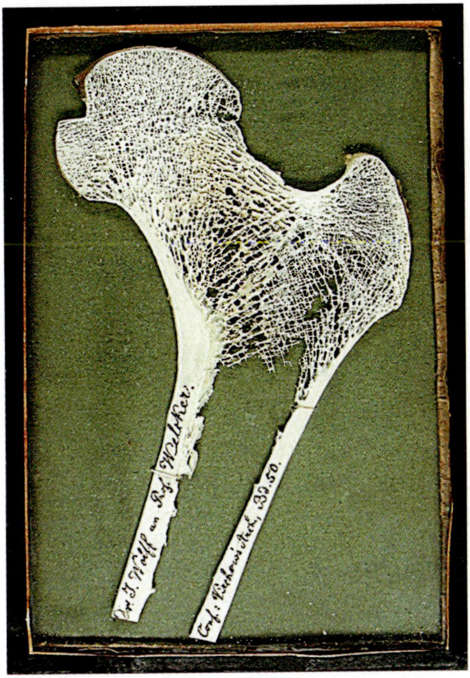

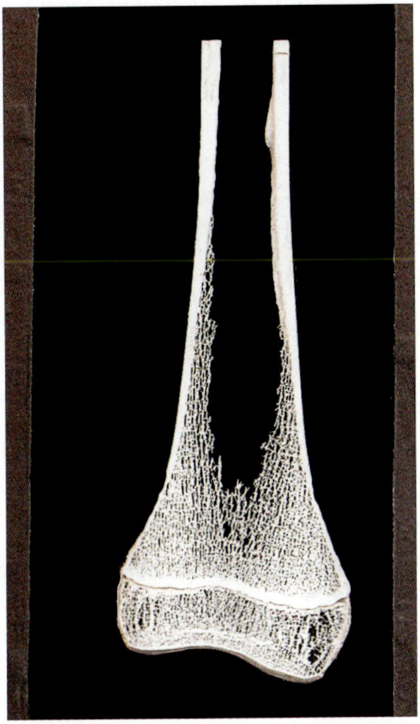

Architektur des hüftnahen Endes des Oberschenkelknochens (Femur) zur Darstellung der Bälkchenstruktur des schwammartigen (spongiösen) Knochenteils sowie der kompakten knöchernen Substanz.
Inschrift: Dr. J. Wolff an Prof. Welcker.
Conf.: Virchow's Arch., Bd. 50.
Unter Glas montiert. 19 x 12 cm.

Knochenschnitt in Frontrichtung: Normgerechte Struktur des knienahen Femurendes mit Epiphysenfuge (Wachstumsfuge). Auf dem Etikett der Rückseite ist zu lesen: Julius Wolff Innere Architektur der Knochen Januar 1896. Das Etikett trägt die Unterschrift W. Roux.
Unter Glas montiert. 21 x 10 cm.

langgestreckt und ausgeformt ist. Dieses ist das Ergebnis eines Rituals, das bestimmte ethnische Gruppen praktizierten. Der Kopf des heranwachsenden Kindes wird zwischen zwei Bretter gebracht, die durch Schnürungen allmählich einander genähert werden und Druck auf den Kopf, der sich nach hinten strecken und verformen soll, ausüben. Derartige Handlungen und Eingriffe erscheinen dem heutigen Menschen als antiquierte, nicht zu akzeptierende Praktiken, obwohl sie sich in keiner Weise oder kaum von den Kulturhandlungen unterscheiden, die sich der moderne Mensch auferlegt, um den heutigen Schönheitsidealen zu entsprechen. Denken wir an Rituale, die mancher heut-

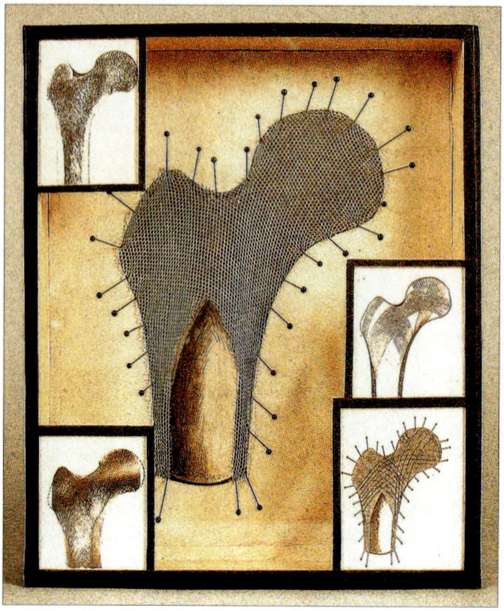

Tüllstreifen-Trajektorienmodell des menschlichen Femur nach Rhumbler, 1914. Im Kasten aus Holz und Glas montiert. 27,5 x 22,5 x 6 cm.

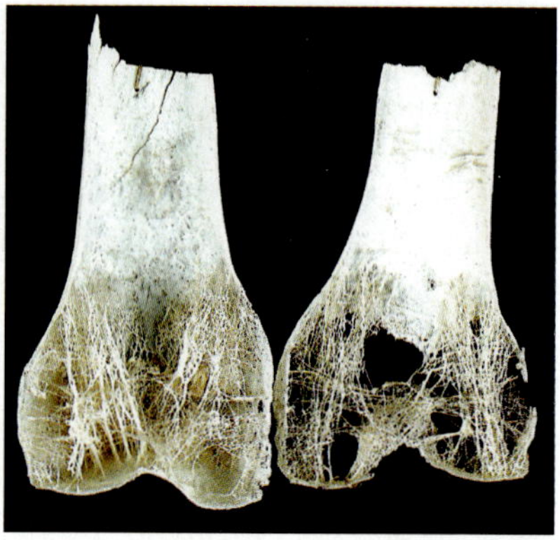

Inaktivitätsatrophie des Knochens am Beispiel des knienahen Endes des Oberschenkelknochens mit papierdünner kompakter Substanz und veränderter spongiöser Bälkchenstruktur. Präparat mit Stempelaufdruck: Prof. Dr. Partsch, Breslau. Im Glaskasten montiert. 19 x 18 x 6,5 cm.

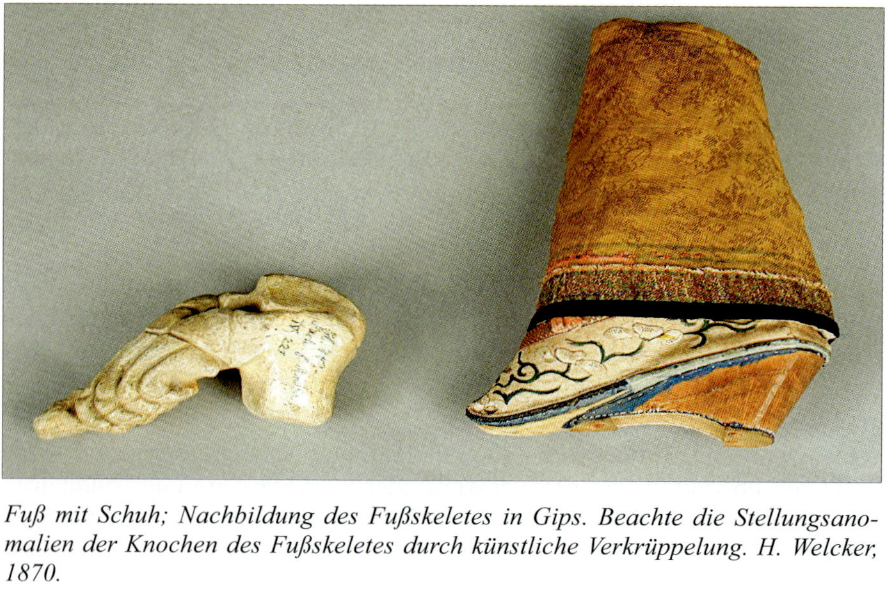

Fuß mit Schuh; Nachbildung des Fußskeletes in Gips. Beachte die Stellungsanomalien der Knochen des Fußskeletes durch künstliche Verkrüppelung. H. Welcker, 1870.

zutage pflegt und nicht in Frage stellt: Schuhe mit überhohen Absätzen oder das Piercing an bestimmten Teilen des Körpers.

Ganze Skelete und einzelne Knochen lassen sich übrigens durch Mazeration herstellen, indem man die umgebenden Weichteile (Muskulatur, Binde- und Fettgewebe) zunächst grob und dann durch Fäulnis bzw. Kochen vollständig entfernt.

Für das Studium der Entwicklung und des Wachstums des Knochengerüstes stehen in den Sammlungen 26 aufgestellte mazerierte Skelete von menschlichen Embryonen und Feten sowie Kindern von den ersten Entwicklungsmonaten bis vor und nach der Geburt (bis zu 12 Lebensjahren) zur Verfügung. Beeindruckend sind zerlegte Skelete, deren einzelne Knochen auf Pappe oder Holz montiert sind. Die knöcherne Innenstruktur lässt sich sehr eindrucksvoll an sog. Aufhellungspräparaten studieren. Davon sind einige in den Sammlungen anzutreffen.

Von großem belehrendem Wert sind auch jene osteologischen Präparate, die

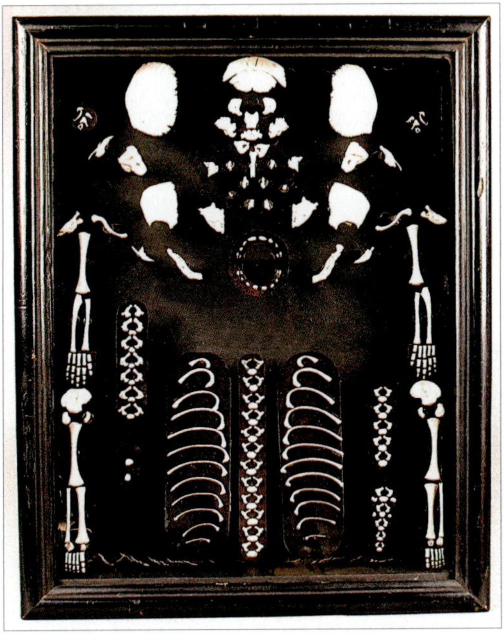

Einzeln montierte Knochen des Skeletes eines 7 Monate alten, noch nicht geborenen menschlichen Keimes (Fetus). Präparat aus den Sammlungen der Nach-Meckel-Zeit. Im Kasten aus Holz und Glas montiert. 39 x 30 x 7 cm.

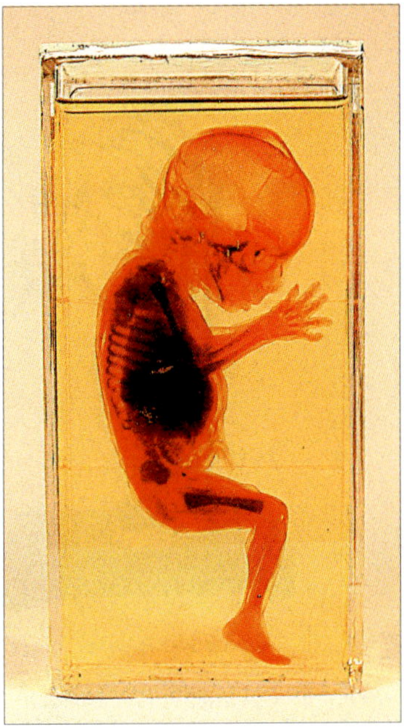

Aufhellungspräparat zur Darstellung des Knochengerüstes eines sich entwickelnden Fetus (etwa 5. Monat) im Glas. 20 x 10 x 5 cm.

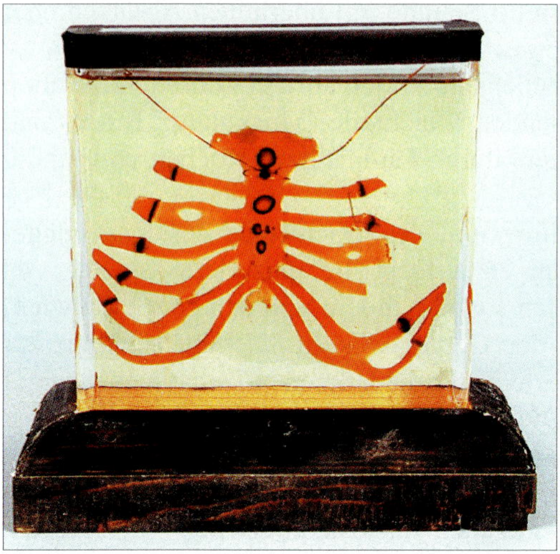

Aufhellungspräparat zur Sichtbarmachung der Knochenkerne des menschlichen Brustbeines während der Knochenentwicklung.
Im Glas mit Holzsockel.
14,5 x 11 x 4 cm.

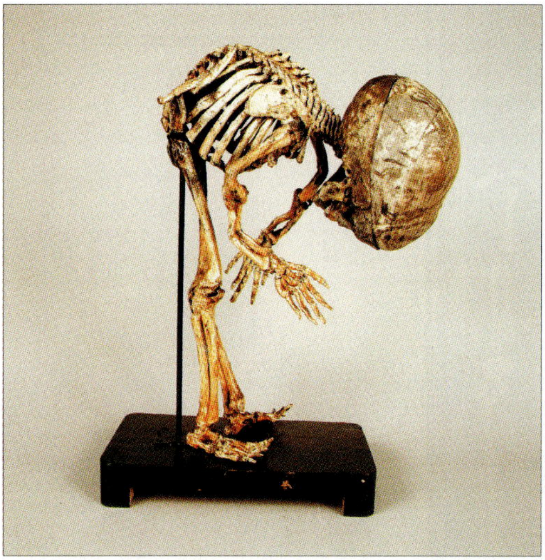

Skelet bei Vitamin D-Mangel mit ‚knochenweichem' Schädel, verkrümmter Wirbelsäule und aufgetriebenen Enden der langen Röhrenknochen.
Präparat der Meckelschen Sammlungen.
Auf Metallständer mit Holzsockel montiert.
Höhe: 41 cm.

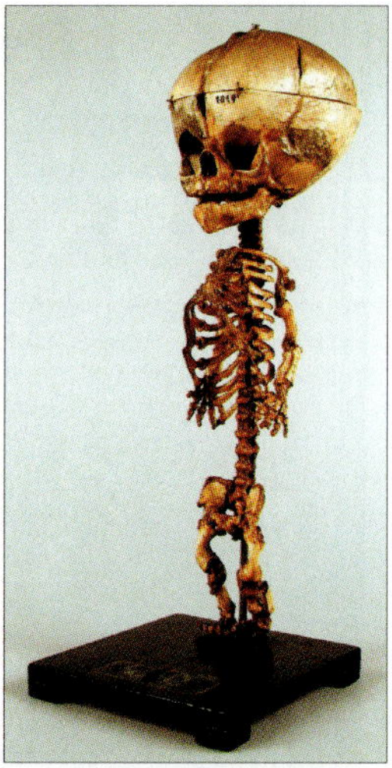

Dysplastisches (fehlgestaltetes) Skelet. Präparat der Meckelschen Sammlungen. Etikettiert: Rhachitis congenita; Geschenk von Bock.
Auf Metallständer mit Holzsockel montiert.
Höhe: 35 cm

die Bezeichnung „Rhachitis congenita" tragen (Schr. Nr. 83–86 des ersten Sammlungsraums). Unter Rachitis versteht man eine Vitamin-D-Mangelkrankheit, die mit Störungen des Kalzium- und Phosphatstoffwechsels und typischen Skeletveränderungen einhergeht. Symptome sind an Kinderskeleten ein quadratischer Schädel, Deformationen des Brustkorbes und Auftreibungen an den Enden der Röhrenknochen der oberen und unteren Extremitäten. Das eine Präparat lässt sich auf Grund der geschilderten Veränderungen durchaus der Diagnose Rachitis zuordnen. Ohne dass man das Präparat berührt, lässt sich die Weichheit des Schädels erahnen. Andere Präparate mit der Bezeichnung „Rhachitis" zeigen Skeletveränderungen, die auf genetische Störungen der Knorpel- und Knochenbildung zurückzuführen sind, z. B. bei einer Achondroplasie. Resultat ist Minderwuchs. Ein Präparat zumindest weist auf eine ganz schwere Form von skeletaler Fehlentwicklung hin. Sie wird als thanatophore Dysplasie bezeichnet. Liegt sie vor, tritt der Tod schon bei der Geburt oder kurz danach ein. Das äußere Erscheinungsbild ist ähnlich dem der Achondroplasie.

Im zweiten Raum sind mehrere Schränke (Nr. 24–28, 49–60) zu finden, in denen reihenweise menschliche Schädel aus allen Erdteilen gelagert sind. Erwachsene und kindliche Schädel machen weit über 700 Präparate aus. Der Bestand geht zu einem Großteil auf die Aktivitäten von H. Welcker zurück. Auf den Kalotten vieler Schädel sind Hinweise handschriftlich aufgetragen, z. B.: „Coll. Welcker" und „Dr. E. Riebeck an Prof. Welcker". Das Schädelarsenal diente Welckers umfangreichen Studien. H. Welcker entwickelte in seinen craniologischen Untersuchungen eine kaum zu übertreffende Meisterschaft; die Craniometrie (Erfassung und Bearbeitung von Messdaten am Schädel) baute er so perfekt aus, dass es ihm mit der von ihm entwickelten Methode, unter Berücksichtigung der Weichteildicke über dem Knochengerüst

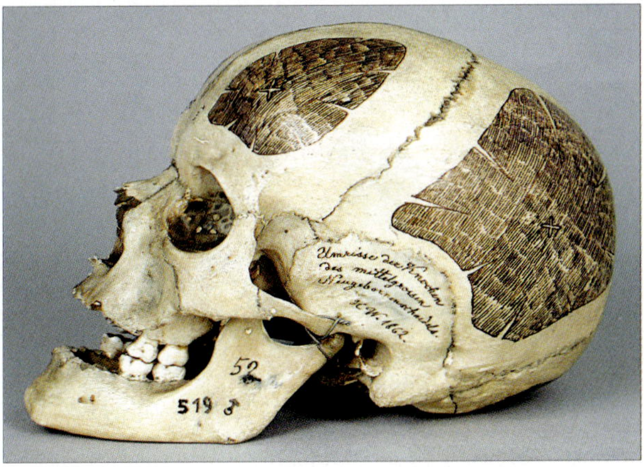

Männlicher Stirnnahtschädel mit Umrissen der Neugeborenenknochen. Präparat von H. Welcker, 1862. Gr. Länge 17,1 cm, gr. Breite 14 cm.

und des Schädelprofilumrisses sowie unter Heranziehung von Totenmasken, gelang, den Schädel einer bestimmten Person zuzuordnen und damit die Echtheit eines Schädels zu bestätigen oder in Frage zu stellen. Berühmt sind die Welckerschen Untersuchungen zur Identifikation der Schädel hervorragender historischer Persönlichkeiten wie Dante und Schiller. Sensationell mutet Welckers Erklärung an: „Der Schillerschädel ist unächt". Damit ist der Weimarer Fürstengruftschädel gemeint. Die Welckersche Methode wurde zum festen Bestandteil craniologischer Untersuchungstechnik. Sie beruht auf einer Gesetzmäßigkeit der unterschiedlichen Weichteildicke über bestimmten Punkten des Schädels. Der „Anatomenstreit um Schillers Schädel", d.h. das Problem, ob Schillers Fürstengruftschädel echt ist oder nicht, geht bzw. reicht bis in die jüngere Zeit. J.-H. Scharfs Untersuchungen und Argumente vor drei Jahrzehnten – unter Heranziehung von Totenmasken, die in einem Schrank des ersten Raumes zu sehen sind (Klinkerfusssche und Schwabesche Maske) – stützen die Richtigkeit der oben zitierten Welckerschen Feststellung.

Nachdenklich wird der Besucher auch, wenn er in der osteo-craniologischen Sammlung einen Schädel entdeckt (Schr. Nr. 27), der Löcher im Schädeldach infolge von Trepanation aufweist, damit der quälende, die Beschwerden verursachende Geist entweichen konnte, oder einen anderen Schädel sieht, der sehr klein ist (Schr. Nr. 13). Dieser Schädel stammt von

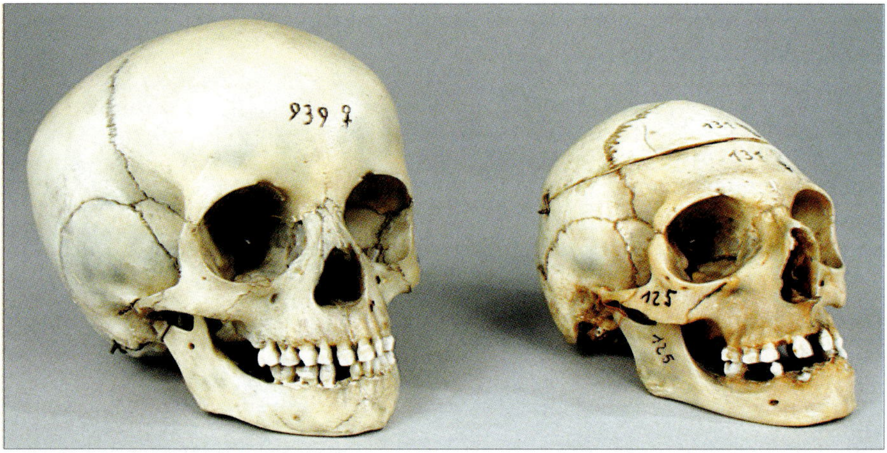

Rechts: Abnorm kleiner Schädel (Mikrocephalie) eines 17-jährigen Mädchens; links zum Vergleich: Ein normal entwickelter Schädel eines 6-jährigen Kindes. Präparate der Skelet- und Schädelsammlung.
Gr. Länge 12,1 cm (rechts), 16 cm (links); gr. Breite 9,3 cm (rechts), 12,7 cm (links).

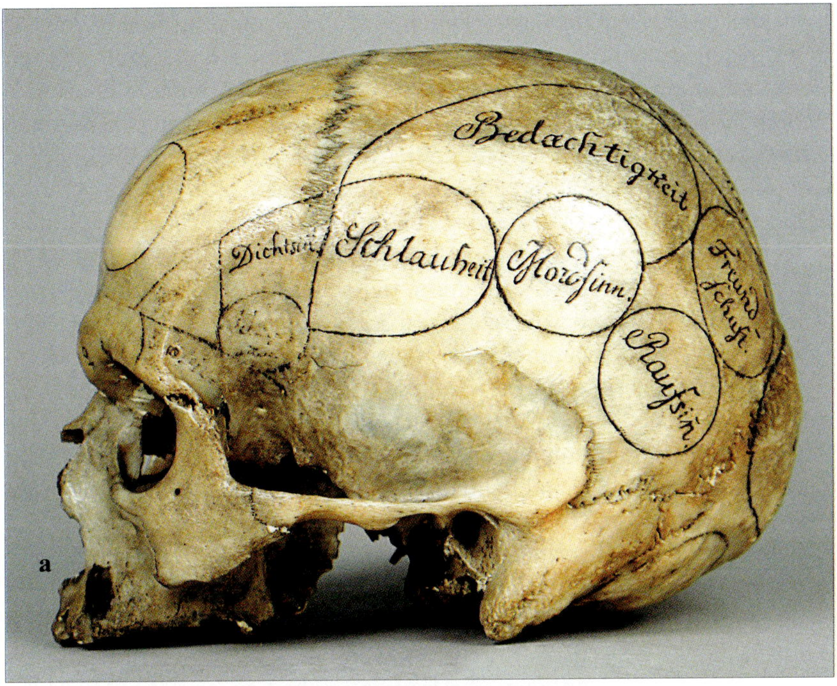

a

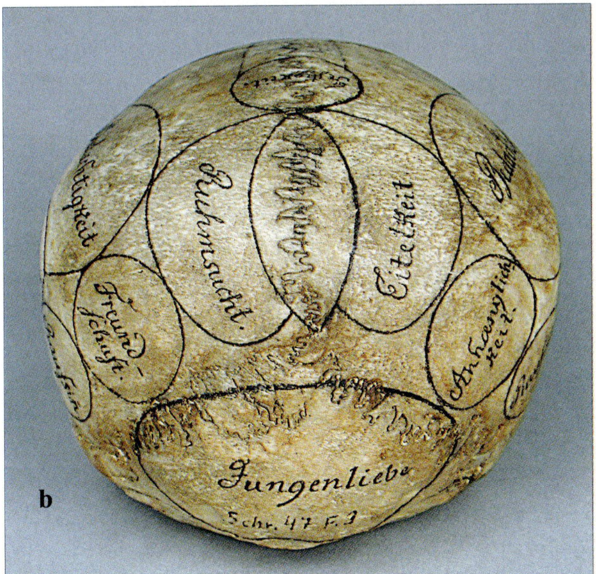

b

Schädel mit Galls Lehre von der Erkennung geistiger Eigenschaften an der Formgestaltung des Kopfes.
Auf der Schädeloberfläche sind Charaktereigenschaften aufgeschrieben;
Ansicht von der Seite (a) und von hinten (b).
Gr. Länge 17,6 cm, gr. Breite 14,4 cm.

einem 17-jährigen an Typhus verstorbenen Mädchen, von dem zwei Bildnisse, auf diesen 8-jährig, nahe dem Schädel ausgestellt sind. Es handelt sich um eine abnorme Kleinheit des Schädels, um eine Mikrocephalie. Lebensweg und Verhalten des Mädchens sowie die anatomische Befundung lassen sich in einer kleinen Schrift nachvollziehen, die der Kreisphysikus und Sanitätsrat Dr. A. Friederich 1883 in Wernigerode veröffentlichte.

Unter den ausgewiesenen craniologischen Exponaten befinden sich auch ein Gallscher Schädel und Gipsmodelle der Gallschen Lehre (Schr. Nr. 45). Franz Joseph Gall (1758–1828) studierte tierische und menschliche Gehirne und Schädel und versuchte, die geistigen Leistungen mit den Formen von Gehirn und Schädel in Zusammenhang zu bringen. Gall weilte zur halleschen Direktoratszeit Loders auch in der Saalestadt und berichtete über seine von ihm inaugurierte Schädellehre, später Phrenologie genannt. Er hielt sogar vor J. W. v. Goethe Privatvorlesungen. Auf der Oberfläche des Hirnschädels sind in umschriebenen Arealen intellektuelle und charakterliche Eigenschaften aufgetragen. Das bedeutet, dass diese auf der Hirnoberfläche, d. h. an bestimmten Stellen der Hirnrinde ebenfalls umschrieben zu finden sind. Sind sie besonders ausgeprägt, dann wölbt sich das Gehirn an der betreffenden Stelle vor und verursacht eine Vorwölbung an der Schädelkalotte, d. h. am Schädeldach. In der Wissenschaft liegen manchmal Wahrheit und Irrtum sehr eng beieinander, denn Funktionen der Nerventätigkeit an die Hirnoberfläche zu binden, ist Wahrheit, indes charakterliche Eigenschaften bzw. komplexe psychische Funktionen streng auf scharf umschriebene Gebiete zu lokalisieren, geht nach heutigen Erkenntnissen an der Wahrheit vorbei.

Wachs- und Gipsmodelle

Sie müssen erwähnt werden, da die Anfertigung von anatomischen Plastiken eine lange Tradition hat und diese inhärenter Bestandteil von Kollektionen anatomischer Institute sind. Auch in den halleschen Sammlungen finden sich deshalb Serien von aus Wachs und Gips gefertigten Modellen. Sie befinden sich in Schränken des Studierzimmers (Silentium) im Parterre bzw. im Vorraum des Dachgeschosses. In großer Anzahl wurden sie im vorvorigen Jahrhundert unter Berücksichtigung von Ergebnissen wissenschaftlicher Untersuchungen hergestellt und beziehen sich oft, wie Beispiele zeigen, auf Vorgänge der Entwicklungsgeschichte von Mensch und Tier. Sehr bekannt sind die wissenschaftlichen Unterrichtsmodelle aus Wachs, die in Dr. Zieglers Atelier für wissenschaftliche Plastik hergestellt wurden. Die Professoren Ecker, His, Stöhr und Hatschek, um einige zu nennen, unterstützten die Arbeit Dr. Zieglers mit ihrem Rat und prüften die Modelle auf ihre Korrektheit. Wenige Jahre nach Gründung des weltbekannten Ateliers im Jahre 1852 erwarb bereits das hallesche Anatomische Institut die ersten Zieglerschen Modelle. Überhaupt wurden später regelmäßig Modelle angekauft, u. a. 1894 drei Ledermodelle zur Bauchfellentwicklung aus Graz für 50 Mark, die auch heute noch im Anatomieunterricht für Demonstrationszwecke eingesetzt werden.

Von Interesse ist auch das Modell des menschlichen Embryo am Ende der vierten Woche (Embryo His B_3), das nach Schnittserien und Photogrammen unter Leitung des Leipziger Anatomen Wilhelm His in der Leipziger Kunstanstalt für wissenschaftliche Plastik Paul Osterloh in der Plattenmodellierungsmethode hergestellt wurde.

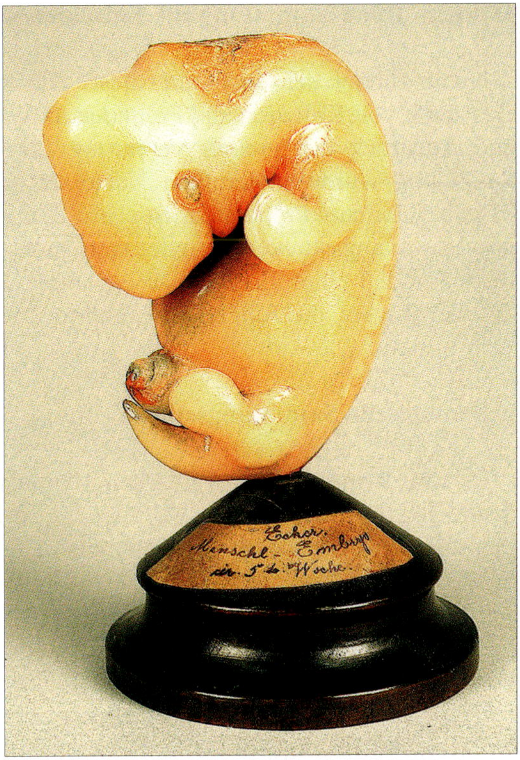

Nach Ecker hergestelltes Modell eines 5 Wochen alten menschlichen Embryo; entstanden in Dr. Zieglers Freiburger Atelier für wissenschaftliche Plastik.
Auf Holzsockel montiert.
Höhe: 13 cm.

Im halleschen Institut wurden auch Modelle entwickelt. Bekannt sind die von H. Welcker erarbeiteten Modelle zur Erläuterung der Form, des Volumens und der Oberflächenentfaltung der roten Blutkörperchen von Wirbeltieren. Diese Modelle, 5000:1 der natürlichen Größe, wurden in einer bestimmten Anzahl im Institut hergestellt und zum Kauf angeboten.

Wilhelm Roux-Sammlung für Entwicklungsmechanik

Nicht zuletzt sei noch auf diese Sammlung hingewiesen. Sie ist ein Geschenk von Kollegen und Freunden an Wilhelm Roux zum 70. Geburtstag und Ausdruck der großen Verehrung für den halleschen Anatomen. Die Sammlung wurde später dem Anatomischen Institut gestiftet und besteht bzw. bestand aus Präparaten, Büchern und Sonderdrucken. Unter den heutigen Sammlungsstücken befindet sich auch noch das aus Wachs bestehende Plattenmodell eines Embryo. In der unmittelbaren Nachfolge ist ein großer Teil der Bücher, die zum Archiv gehörten, verkauft worden.

Ethnologische Sammlungsstücke

Es sind keine anatomietypischen Exponate (Schr. Nr. 1–2). Sie wecken dennoch das Interesse des Besuchers, da im Mittelpunkt mumifizierte menschliche Köpfe und Tiermumien stehen. Sie befinden sich in zwei Schränken des zweiten Raumes. Zwei ägyptische Mumiensärge, die in den achtziger Jahren des 19. Jahrhunderts nach Halle kamen, von H. Welcker übernommen und Bestandteil der Sammlungen wurden, konnten 1998 restauriert werden und besitzen bestaunenswerte farbige Verzierungen. Ein Sarg befindet sich jetzt in zentralen musealen Sammlungsräumen der Universität.

Die vergleichend-anatomische Sammlung

Nach Besichtigung der human-anatomischen Sammlung geht der Gang in den vergleichend-anatomischen Sammlungsteil. Dieser besteht vor allem aus Hunderten von Fisch-, Amphibien-, Reptilien-, Vogel- und Säugerskeleten sowie aus einer Kollektion von Weichtieren und ist im Dachgeschoss des östlichen Seitenflügels untergebracht. Die meisten Präparate stammen aus den Meckelschen Sammlungen. Sie dienten den wissenschaftlichen Untersuchungen von J. F. Meckel d. J., der von 1821 bis 1831 sein mehrbändiges „System der vergleichenden Anatomie“ veröffentlichte. Bis in die Gegenwart sind wertvolle Präparate diesem Sammlungsteil zugeordnet worden.

Der Bestand, der zum größten Teil das ursprüngliche zootomische Museum ausmachte, wurde in den letzten Jahren neu inventarisiert, katalogisiert,

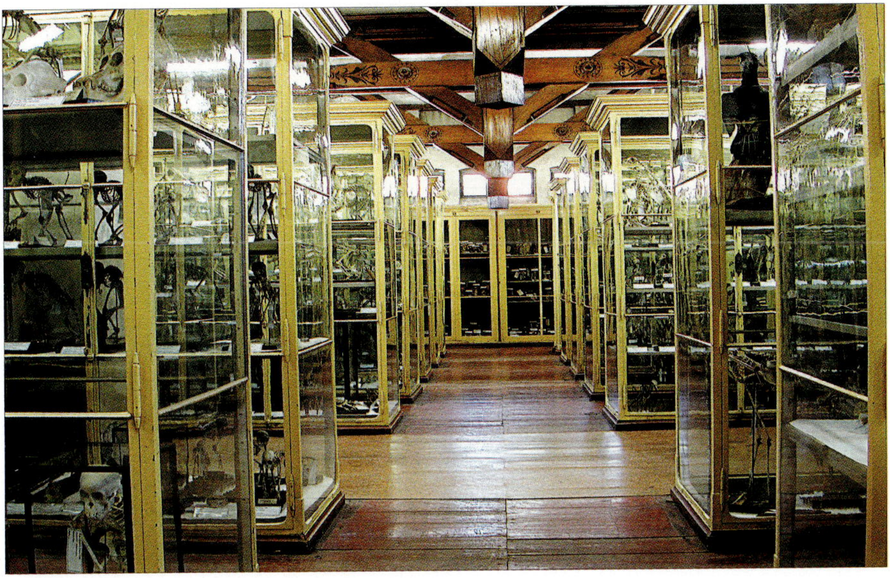

Blick in den ersten Sammlungsraum des vergleichend-anatomischen Sammlungsbereiches.

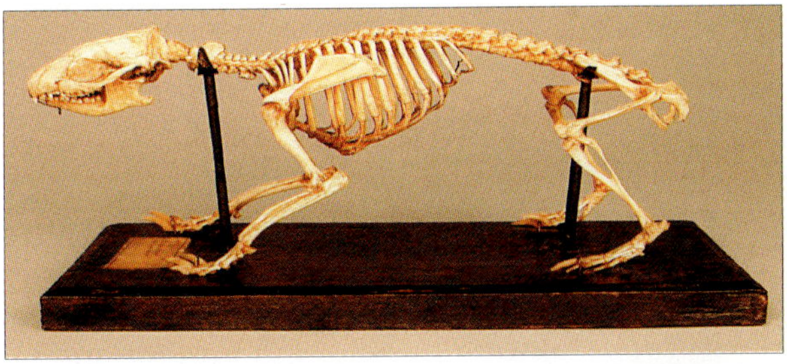

Skelet eines Braunbrustigels (Erinaceus europaeus). Präparat der Meckelschen Sammlungen.
Auf Metallständer mit Holzsockel montiert.
Höhe: 13 cm.

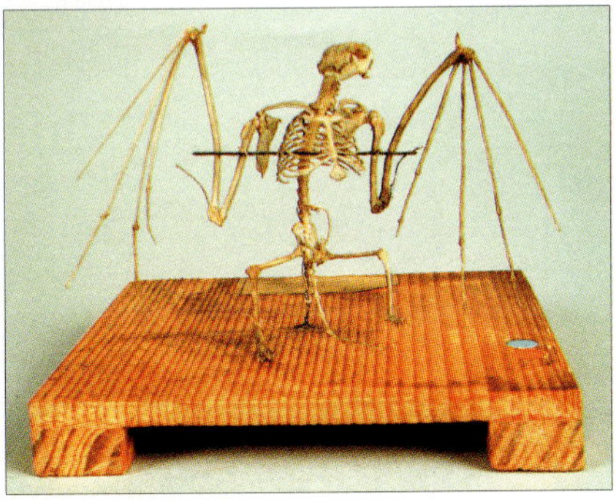

Großer Abendsegler (Vespertilio [Nyctalus] noctula). Anpassung des Skeletes der vorderen Extremitäten an die Flugbewegungen.
Präparat von G. W. Münter, 1831.
Auf Metallständer mit Holzsockel montiert.
Restauriert von D. Papp (1997).
Höhe: 10 cm.

etikettiert und neu geordnet. Er umfasst etwa 3.000 Gegenstände. Unter diesen befinden sich über die Hälfte osteologische Präparate in Form von Skeleten und Skeletteilen sowie fast genauso viele Gläser mit Feuchtpräparaten. Viele der im 19. Jahrhundert hergestellten und erworbenen Stücke lassen sich heute auf Grund von Schutzbestimmungen sowie von Ausfuhr- und Einfuhrverboten nicht mehr ersetzen. Bestimmte Arten sind bereits ausgestorben oder besonders gefährdet, z.B. die Rohrdommel, der Schwarzspecht, der Seeadler, die Großtrappe, der Luchs. Unter den Feuchtpräparaten befinden sich ebenfalls ganz bedeutende Stücke, wie Milchdrüse, Giftdrüse, Leber, Respirationsorgane und Haut von zwei Schnabeltieren, die J. F. Meckel d. J. von englischen Chirurgen für

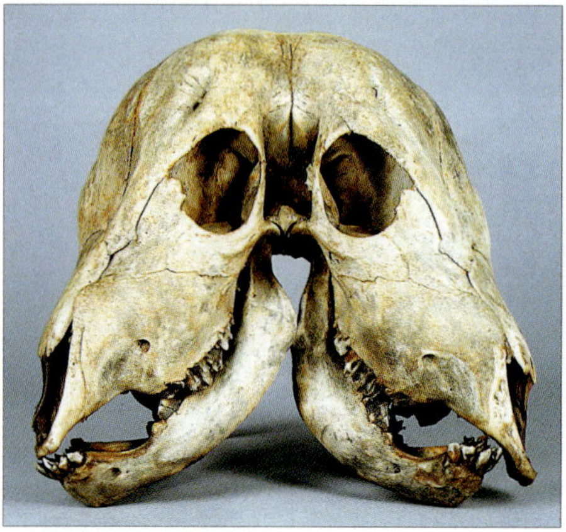

Verschmolzene Schädel eines Kalbes. Fehlbildungspräparat der Meckelschen Sammlungen. Abstand zwischen den äußeren Augenhöhlen 18,2 cm.

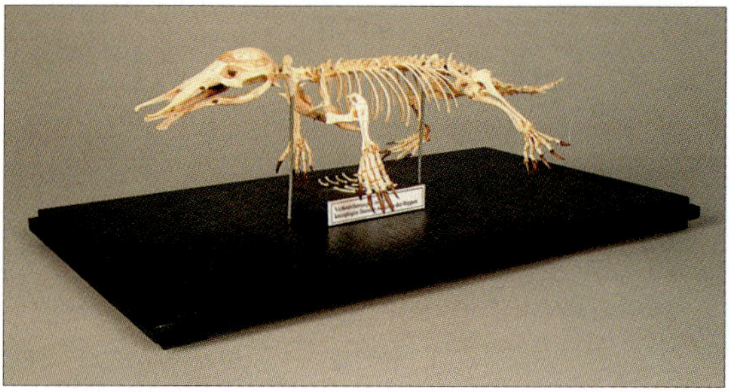

Skelet eines Schnabeltieres (Ornithorynchus anatinus, Shaw 1799), welches von J. F. Meckel d. J. untersucht wurde. Auf Metallständer mit Holzsockel montiert, aufgestellt von E. Steinicke, 2002. Höhe: 12,5 cm.

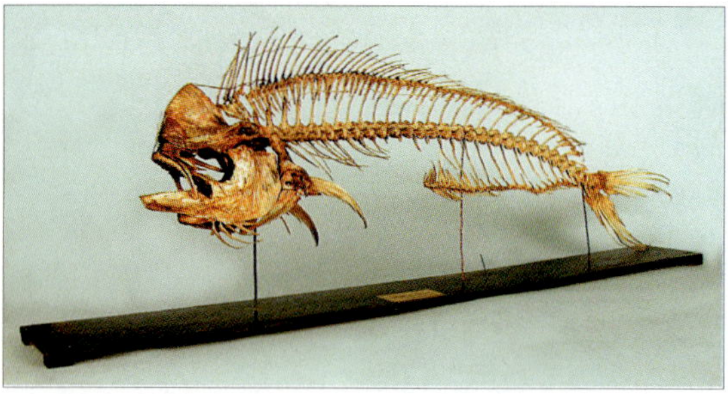

Skelet einer Goldmarkrele (Corryphaena hippurus, Linné 1758). Auf Metallständer mit Holzsockel montiert. Höhe: 44 cm.

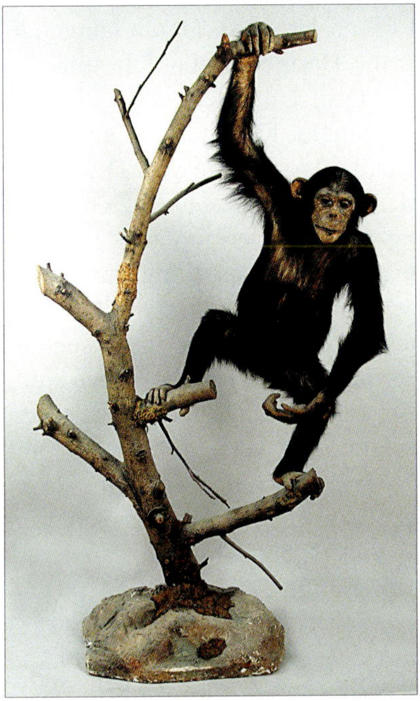

Dermoplastik der im Halleschen Zoo verstorbenen Schimpansin Resi.
Präparat von G. Trautmann, 1930.
Höhe: 141 cm.

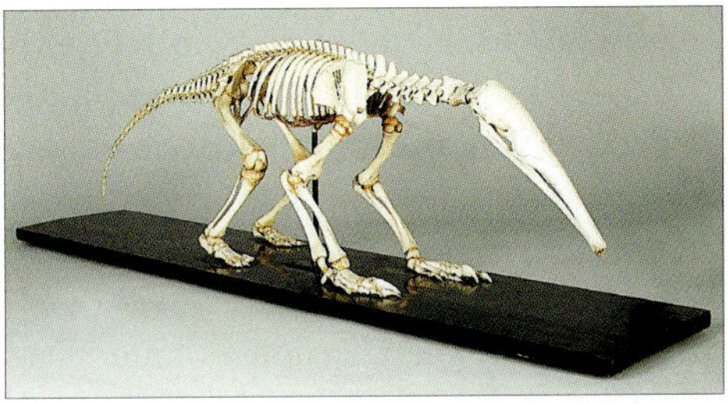

Skelet eines großen Ameisenbären (Myrmecophaga tridactyla, Linné 1758).
Auf Metallständer mit Holzplatte montiert.
Höhe: 36 cm.

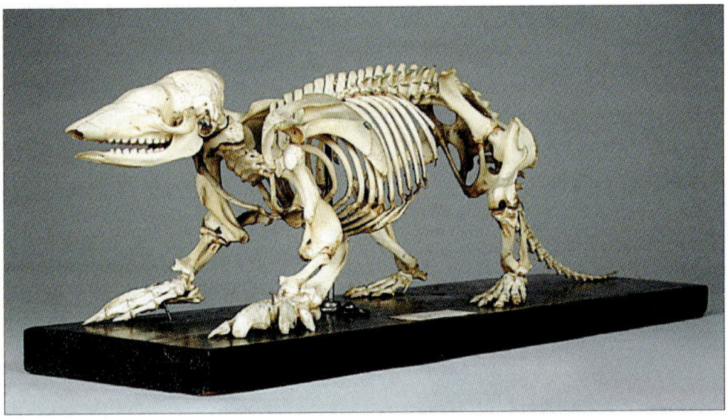

Skelet eines großen Nacktschwanz-Gürteltieres (Cabassous tatonay, Desmarest 1804).
Auf Metallständer mit Holzplatte montiert.
Höhe: 15 cm.

vergleichend-anatomische Untersuchungen erhalten hatte. Das Skelet eines der Exemplare ist noch vorhanden.

Imposant sind die Skelete von Menschenaffen, kleineren Säugetieren, Vögeln, Schlangen usw., z. T. von Arten, die auf der Erde nur noch selten vorkommen, wie das Hokkohuhn (Crax Blumenbachii). Die Skelete zeigen die natürliche Anpassung der einzelnen Arten. Der Schädel des Ameisenbären ist lang und konisch ausgezogen. Beim Riesengürteltier sind die Knochen der dritten Zehe des Vorderfußes sehr kräftig und das Endglied mit dem Nagel wie ein massiver meißelartiger Zinken geformt (Schr. Nr. 218). Durch hängende Lage und Fortbewegung sind beim Faultier die Darmbeinschaufeln und das Kreuzbein brettartig abgeflacht (Schr. Nr. 261). Dem Tümmler fehlen die hinteren Extremitäten, der Beckengürtel ist als schmaler Knochenring ausgebildet (Schr. Nr. 254). Gewaltig sind die Ausmaße der Skelete von Dromedar und Flusspferd. Sie stellen die größten montierten und aufgestellten Exemplare der vergleichenden anatomischen Sammlung dar. Die Dermoplastik und das Skelet einer Schimpansin sowie das Doppelpräparat eines Kängurus bereichern die Anschaulichkeit zum Körperbau von Wirbeltieren.

Es sei abschließend noch darauf hingewiesen, dass in einem etwas separat stehenden Schrank teratologische Sammlungsstücke von Tieren zu sehen sind, die ursprünglich der pathologisch-anatomischen Abteilung der Meckelschen Sammlungen zugeordnet waren. Sie zeigen ähnliche Verschmelzungs- und Hemmungsfehlbildungen, wie sie der Besucher in der human-anatomischen Sammlung kennen lernen konnte. Dazu gehören einerseits Missgeburten des Kalbes mit Hirnbrüchen bzw. in Form von Doppelköpfigkeit, andererseits solche des Schafes und des Schweines. Einige Beispiele sind in den Abbildungen zu finden.

Nachwort

Am Ende eines langen Rundganges wird der Besucher von der Fülle an Sammlungspräparaten, die er sehen konnte, beeindruckt, geradezu fasziniert sein. Er hatte die einzigartige Möglichkeit, die normgerechten anatomischen Verhältnisse des menschlichen Körpers kennen zu lernen und auch Vergleiche mit den anatomischen Verhältnissen vom Tier anzustellen. Er musste sich aber auch mit Abweichungen, Störungen und Entgleisungen der Entwicklung befassen. Es ist ihm deutlich geworden, dass es notwendig ist, den menschlichen Körper zu öffnen, zu zergliedern und zu untersuchen, um dessen Bau und Struktur zu verstehen. Ohne Zergliederung und genaue Untersuchung ist es nicht möglich, die Natur, den Menschen in den Einzelheiten als Ganzes zu erfassen. Anatomie ist Wissenschaft und Präparierkunst zugleich und ein unentbehrliches Fach in der Ausbildung der Studierenden zum Arzt. So ist es zu verstehen, dass anatomische Sammlungen für Lehr- und Forschungszwecke angelegt werden mussten und dass sich „Meckelsche Leidenschaften" entwickelten, und es ist zu akzeptieren, dass es auch im Zeitalter hochentwickelter Technik nicht anders sein kann, als dass Körper von Verstorbenen, die sich zu Lebzeiten letztwillig verfügt haben, präpariert und wissenschaftlich untersucht werden, denn der Arzt muss genauestens wissen, wo welche anatomischen Strukturen – ganz gleich, ob Gehirn, Herz, Lunge, Nieren, Nerven, Arterien usw. – zu finden sind, und er muss auch lernen und wissen, mit welchen Normvarianten und mit welchen natürlichen und abweichenden Entwicklungsvorgängen er zu rechnen hat.

Es muss im Interesse und in der Verantwortung aller liegen, die wertvollen Anatomischen Sammlungen als Ganzes zu erhalten und zu pflegen, um sie weiterhin vor allem für Lehr- und Forschungszwecke einsetzen und nutzen zu können. Man sollte stets im Auge behalten, dass sie nicht als Naturalienkabinette mit hohem Schauwert entstanden sind. Sie dienten von jeher der intensiven wissenschaftlichen Arbeit. Dieser edlen Aufgabe fühlen wir uns verpflichtet.

Anhang

Der anatomische Unterricht und die Direktion des Anatomischen Institutes seit Eröffnung der Universität in Halle bis zur Einweihung der „neuen anatomischen Anstalt“ im Jahre 1880.

1694–1718	F. Hoffmann
1718–1729	G. D. Coschwitz
1729–1730	J. F. Becker
1730–1741	J. F. Cassebohm
1741–1762	P. A. Boehmer
1762–1777	P. A. Boehmer und Prosektor J. A. Wohlfarth
1777–1803	Ph. F. Th. Meckel
1803–1806	J. Ch. Loder
1808–1833	J. F. Meckel d. J.
1834	unter Aufsicht des Prosektors F. A. Moser
1834–1854	E. d’Alton
1854	A. W. Volkmann, vertritt von 1854–1859 mit M. Schultze, von 1859–1876 mit H. Welcker die Anatomie
ab 1876	H. Welcker

Von diesen lehrten:

1. ohne Institut
   - F. Hoffmann, G. D. Coschwitz
2. im Coschwitzschen Theatrum anatomicum
   - G. D. Coschwitz, J. F. Becker, J. F. Cassebohm, P. A. Boehmer, J. A. Wohlfarth
3. im baulich abgeänderten (neu gebauten) Theatrum anatomicum
   - Ph. F. Th. Meckel
4. im Residenzgebäude
   - Ph. F. Th. Meckel, J. Ch. Loder, J. F. Meckel d. J., E. d’Alton, A. W. Volkmann, H. Welcker

Direktoren seit Fertigstellung des neuen Anatomischen Institutes zu Halle in der Großen Steinstraße

1876–1894	Hermann Welcker
1894–1895	Carl Joseph Eberth; leitet daselbst von 1881–1895 das Institut für mikroskopische und vergleichende Anatomie, ab 1895 übernimmt er die Pathologische Anatomie in Halle
1895–1921	Wilhelm Roux
1921–1935	Hermann Stieve
1935–1938	Viktor Graf Haller von Hallerstein
1938	Kurt Alverdes, kommissarisch
1939–1945	Arno Nagel
1946–1955	Günther Hertwig
1955–1958	Joachim Lewke
1958–1987	Joachim-Hermann Scharf
1987–1992	Rüdiger Schultka
1993	Elmar Peschke, kommissarisch
ab 1993	Bernd Fischer

Genealogie der Anatomen Meckel

Johann Friedrich Meckel d. Ä.
Wetzlar 30.7.1724 – 18.9.1774 Berlin
Prof. der Anatomie, Botanik und Geburtshilfe in Berlin
⚭ 30.12.1750 mit Charlotte Louise Kamman (Camman)
Berlin Februar 1724 – 30.10.1797 Berlin
7 Kinder, darunter

↓

Philipp Friedrich Theodor Meckel
Berlin 30.4.1755 – 17.3.1803 Halle
Beisetzung 21.3.1803 Stadtgottesacker zu Halle Bogen 76
Skelet in den Anatomischen Sammlungen zu Halle
Prof. der Anatomie, Chirurgie und Geburtshilfe in Halle

⚭ **I** 15.10.1780, 6 Uhr vesper [abends] mit
Johanna Charlotta Lauer
Halle 31.10.1762 – 1.8.1782 Halle
Beisetzung 2.8. oder 4.8.1782
Stadtgottesacker zu Halle, Bogen 14
1 Sohn

↓

Johann Friedrich Meckel d. J.
Halle 17.10.1781 – 31.10.1833 Halle
Beisetzung 3.11.1833 St. Bartholomäus
Giebichenstein, Exhumierung Sept. 1967
Prof. der Anatomie, Physiologie, Chirurgie
und Geburtshilfe zu Halle
⚭ 9.1.1810, 6 Uhr abends
mit Friederika Wilhelmina von Kleist
Burg 2.3.1789 – 16.12.1874 Halle
Beisetzung 19.12.1874
St. Bartholomäus Giebichenstein
keine Nachkommen

⚭ **II** 30.4.1783, 4 Uhr nachmittags
mit Theresia Christiane Catharina Jetzke
Ziesar 27.11.1758 – 22.5.1826 Halle
Beisetzung 24.5.1826
Stadtgottesacker zu Halle
9 Kinder

↓

Tobias Carl Meckel
Halle 15.3.1784 – 18.9.1856 Halle
Beisetzung 21.9.1856

Heinrich Theodor Meckel
Halle 21.9.1785 – 15.1.1829 Halle
Beisetzung 18.1.1829 Stadtgottesacker
zu Halle
Dr. phil., Kriminalaktuarius
Schädel im Meckel-Schrank [Nr. 1001]

Charlotte Louise Meckel
Halle 31.3.1787 – 13.10.1852 Köthen
⚭ 4.12.1803 in Halle
mit Med.-Rat Dr. Brunn

Albrecht August Meckel
Halle 4.4.1789 – 19.3.1829 Bern
Prof. der Arzneygelehrtheit
Prof. der Anatomie u. gerichtl. Medizin
⚭ 18.8.1818 in Halle mit
Luisa Johanna Wilhelmina Schmelzer
Helmstedt 23.12.1795 – 9.5.1873 Halle
Beisetzung 12.5.1873 Stadtgottesacker
zu Halle, Feld 004, Grab Nr. 219
3 Kinder (s. Seite 81)

↓

Pauline Meckel
Halle 20.10.1790 – 3.4.1825 Halle
Beisetzung 6. 4. 1825
Stadtgottesacker zu Halle, Quartier 3
⚭ 3.10.1816 in Halle
mit Dr. Ferdinand Gutike,
Rathenow 19.9.1791 – 6.8.1868 Halle
Beisetzung wie Pauline Meckel

Wilhelm Ferdinand Meckel
Halle 5.4.1792 – ?
fiel als Leutnant dem russ. Feldzug
Napoleons zum Opfer (1812?)

Adolf Ludewig Meckel
Halle 30.10.1793 – 3.3.1794 Halle
Beisetzung 6.3.1794
Stadtgottesacker, Bogen 14

Paul Ludwig Philipp Wilhelm Meckel
Halle 31.1.1798 – 31.3.1798 Halle
Beisetzung 4.4.1798 Stadtgottesacker,
Bogen 14

Augusta Caroline Meckel
Halle 26.6.1799 – 16.9.1801 Halle
Angaben zur Beisetzung bislang nicht zu
ermitteln

Die Kinder aus der Ehe Albrecht August Meckels mit Luise Schmelzer

Philipp Friedrich Meckel
Halle 19.6.1819 – 5.9.1847 Halle
gestorben in der Landes-Heil- und Pflegeanstalt an Lungenschwindsucht
Beisetzung 8.9.1847 Stadtgottesacker zu Halle,
Grabfeld 005, Nr. 061
Schädel im Meckel-Schrank [Nr. 1002]

Johann Heinrich Meckel von Hemsbach
Halle 8.6.1821 – 30.1.1856 Berlin
Prosektor an der Charité Berlin, a. o. Prof. der pathologischen Anatomie
⚭ Sommer 1855 mit Theophile von Denffer
1 Sohn
Heinrich Adolf Meckel von Hemsbach
Berlin 17.2.1856 – 24.5.1893 Berlin

Bernhardt Albrecht Meckel
Bern 30.10.1823 – 31. 5. 1851 Halle
gestorben im Haus Nr. 249 an Lungensucht
Beisetzung 3.6.1851 Stadtgottesacker zu Halle,
in dasselbe Grab wie sein Bruder Philipp Friedrich;
Schädel im Meckel-Schrank [Nr. 1003]

Curricula vitae berühmter hallescher Anatomen

Philipp Friedrich Theodor Meckel

1755	in Berlin am 30. April geboren Studium in Berlin, Göttingen und Straßburg
1777	Promotion mit der berühmten Dissertation „De labyrinthi auris contentis“
1777–1779	Studienreise nach Paris, Edinburgh und London
1777	12. Oktober Berufung als ordentlicher Professor für Anatomie, Chirurgie und Geburtshilfe nach Halle an die Friedrichs-Universität
1779	tritt er die Professur in Halle an
1795	Angebot durch Katharina II. zur Übernahme der Leitung der gesamten Petersburger medizinischen Universitätseinrichtungen
1797/98	Reise nach St. Petersburg an den russischen Zarenhof zur Entbindung der Zarin Maria Fedorowna
1803	in Halle am 17. März gestorben

Justus Christian Loder

1753	in Riga am 28. Februar geboren
1773–1777	Studium der Medizin in Göttingen
1777	18. September Promotion
1778	Berufung zum ordentlichen Professor für Anatomie, Chirurgie und Hebammenkunst nach Jena
1778	21. November Gründungsbeschluss zur Errichtung einer akademischen Entbindungsanstalt, 1. Direktor des „Accouchierhauses“
1784	Gemeinsame anatomische Studien mit J. W. v. Goethe, Entdeckung des Zwischenkieferknochens durch Goethe
1803	Herausgabe der „Tabulae anatomicae“, Berufung nach Halle
1810	Professor für Anatomie in Moskau

1819	Gründung des Anatomischen Institutes in Moskau
1832	in Moskau am 16. April gestorben

Johann Friedrich Meckel d. J.

1781	in Halle am 17. Oktober geboren
1798–1802	Studium der Medizin in Halle und Göttingen
1802	Promotion mit einer Arbeit über Herzfehlbildungen
1804	Außerordentlicher Professor für Geburtshilfe (!), Studienreise nach Paris zu G. Cuvier
1808	Ordentlicher Professor für Anatomie, Chirurgie und Geburtshilfe, später ab 1812 überdies Professor der Zoologie und Physiologie
1809	Publikation über die erste richtige Deutung des nach ihm benannten Meckelschen Divertikels im „Archiv für die Physiologie“
1809–1810	Übersetzung von Cuviers „Leçons d'anatomie comparée“
ab 1810	Abgabe von Chirurgie und Geburtshilfe, Konzentration der Pflichten auf Anatomie
1811	Studienreise nach Neapel
1812–1818	Handbuch der pathologischen Anatomie
1815–1820	Handbuch der menschlichen Anatomie
1820	Beschreibung des nach ihm benannten Meckelschen Knorpels
1821–1831	System der vergleichenden Anatomie
1827	Ruferteilung an die Londoner Universität; Meckel bleibt in Halle
1833	in Halle am 31. 10. gestorben
1967	Exhumierung vom 7. bis 9. September und Überführung der Gebeine in das hallesche Anatomische Institut

Alfred Wilhelm Volkmann

1801	in Zschortau am 1. Juli geboren
1821	Beginn des Studiums der Medizin in Leipzig
1826	28. Juli Promotion
1826–1828	Studienreise nach Paris und London
1828	28. August Habilitation bei E. H. Weber; Privatdozent für Anatomie und Physiologie
1837–1843	Ordentlicher Professor der Physiologie und Semiotik in Dorpat
1841	Rektor an der Dorpater Universität
1844	Ordentlicher Professor für Physiologie an der Universität zu Halle
1847–1863	wiederholt Prorektor an der Universität zu Halle
1854	Übernahme des anatomischen Unterrichts und nachfolgend des Lehrstuhles für Anatomie in Halle
ab 1856	wiederholte Wahl zum Dekan der Medizinischen Fakultät
1870/71	Abgabe des Lehrstuhles für Physiologie, Professuren für Anatomie und Physiologie werden getrennt
1877	in Halle am 21. April gestorben

Hermann Welcker

1822	in Gießen am 8. April geboren
1841–1850	Medizinstudium und naturwissenschaftliche Studien in Bonn und Gießen
1851	Fakultätsexamen
1851–1853	Assistenzarzt an der Medizinischen Klinik zu Gießen
1852	Promotion zum Doctor medicinae in Gießen
1854	Erteilung der Venia legendi an der Medizinischen Fakultät Gießen
1855	Abschluss des Habilitationsverfahrens in Heidelberg, Privatdozent in Heidelberg; Ernennung zum Privatdozenten und provisorischen Prosektor in Gießen
1859	Ruf an die Universität Halle als Extraordinarius und

	Prosektor für Anatomie; in Halle entsteht der größte Teil seiner wissenschaftlichen Arbeiten
1866	Ernennung zum Professor ordinarius in Halle
1876	Übernahme des Direktorates über das Anatomische Institut zu Halle
1880	Einweihung des neuen Anatomie-Gebäudes
1894	Emeritierung
1896	Erste Röntgen-Aufnahme eines menschlichen Schädels
1897	in Winterstein am 11. September gestorben, Bestattung in Halle am 15. September auf dem Friedhof St. Laurentius
1970	Exhumierung am 8. August und Überführung des Skeletes in das hallesche Anatomische Institut

Wilhelm Roux

1850	in Jena am 9. Juni geboren
1870 – 1877	Studium in Jena, Berlin und Straßburg, zuerst Naturwissenschaften, besonders Zoologie unter E. Haeckel, dann Medizin und Philosophie
1878	2. April Promotion zum Dr. med.
1878 – 1879	Assistent am pathologisch-chemischen und zugleich hygienischen Institut in Leipzig
1880	31. Juli Habilitation für Anatomie
1886	24. Juni außerordentlicher Professor für Anatomie
1888	27. Juni Direktor des für ihn gegründeten Institutes für Entwicklungsgeschichte und Entwicklungsmechanik in Breslau
1889 – 1895	Ordentlicher Professor für Anatomie und Direktor des Anatomischen Institutes in Innsbruck, Festrede am 12.11.1889: „Die Entwicklungsmechanik der Organismen, eine anatomische Wissenschaft der Zukunft“
1895 – 1921	Lehrstuhl für Anatomie und Direktor des Anatomischen Institutes in Halle
1924	in Halle am 15. September gestorben

Joachim-Hermann Scharf

1921	in Nebra am 7. November geboren
1940	Kriegsdienst und Verwundung, Beginn des Studiums der Medizin in Wien
1946–1950	Fortsetzung und Abschluss des Medizinstudiums in Mainz
1950	Medizinische Promotion
1953	Abschluss des Biologiestudiums und naturwissenschaftliche Promotion
1956	Habilitation für das gesamte Gebiet Anatomie mit einer Arbeit über Fluoreszenz und Fluoreszenzpolarisation der Nervenfaser nach Färbung mit Phenyloxyfluoronen
1957–1959	Professor und Prosektor für Anatomie in Jena
1958	Veröffentlichung des Bandes „Sensible Ganglien“ (IV/3) im Handbuch für Mikroskopische Anatomie (Hrsg.: W. v. Möllendorff und W. Bargmann)
1959	Berufung als ordentlicher Professor für Anatomie an die Martin-Luther-Universität Halle-Wittenberg zu Halle (Saale) und Übernahme des Direktorates des Anatomischen Institutes, das er bis 1987 – fast 30 Jahre – leitete
seit 1961	Mitglied der Deutschen Akademie der Naturforscher Leopoldina und in dieser dann Director ephemeridum (auf Lebenszeit); überdies Mitglied- und Ehrenmitgliedschaften in weiteren wissenschaftlichen Gesellschaften, Herausgeber und Mitherausgeber von 11 wissenschaftlichen Zeitschriften
1975	Verleihung der Ehrendoktorwürde durch die Medizinische Akademie Poznan
1987	Emeritierung
1999	Ehrenmitglied der Anatomischen Gesellschaft
2000	Feierliche Überreichung des Großen Verdienstkreuzes des Verdienstordens der Bundesrepublik Deutschland
2014	in Nebra am 22. Juni gestorben

Reglement für die Benutzung der Meckelschen Privatsammlungen

(ausgehandelt mit J. F. Meckel d. J.)

§. 1. Die anatomischen Sammlungen des Herrn Geheimen Medizinal-Raths Dr. Meckel werden einmal wöchentlich, zwei Stunden hinter einander, zum Besten der Professoren, Privat-Docenten und Studierenden hiesiger Universität geöffnet.

Durchreisenden Gelehrten wird auch, außer der zur Eröffnung der Sammlungen bestimmten Zeit, der Besuch derselben möglichst erleichtert werden.

§. 2. Das Öffnen von Schränken, Schubladen usw. kann nicht gefordert, auch die Stellveränderung von Präparaten irgend einer Art nicht gestattet werden.

§. 3. In Wohnungen oder Auditorien kann nichts aus der Sammlung verabfolgt werden; dagegen haben die Docenten das Recht, ihre Zuhörer an das anatomische Personale, Behufs der von ihnen vorgetragenen Lehren zu speziellerer Belehrung zu verweisen.

§. 4. Wer durch Unbescheidenheit und Zudringlichkeit dem Vorstehenden entgegen handelt, setzt sich Zurechtweisungen aus und verliert nach Umständen, besonders im Wiederholungsfalle, das Recht des Zutritts.

§. 5. Der Besuch und die Benutzung der Sammlungen geschieht unentgeldlich, und dem Aufwärter wird untersagt, Geschenke anzunehmen.

Im Vorlesungsverzeichnis der Königlichen vereinigten Friedrichs-Universität Halle-Wittenberg heißt es ab Winterhalbjahr 1830/31:
Anatomisches Theater unter Direction des Hn. Geh. Med. Rath Dr. Meckel, dessen anatomische Sammlungen und zootomisches Museum auf Anmelden Mittwochs von 2–4 Uhr besucht werden können.

Kleines Wörterverzeichnis

Adlatus	Helfer, Beistand
Anthropologie	die Wissenschaft, die alle ausgestorbenen und gegenwärtigen Formen des Menschen untersucht und charakterisiert
Dermoplastik	Präparation größerer Tiere; der Körper wird nachgebildet und die gegerbte Haut aufgezogen
Embryo, Fetus	Vorgeburtlicher Keimling unterschiedlichen Alters
Embryologie	Entwicklungsgeschichte des Organismus
Endokrinologie	Lehre von den Hormonen und den hormonbildenden Organen und Strukturen
Ethnologie	Völkerkunde
Feuchtpräparate	Anatomische Präparate, die durch Fixierung in Flüssigkeiten, z.B. Alkohol oder Formalin, konserviert bzw. haltbar gemacht werden
Größte Länge des Hirnschädels	Gemessener Abstand von der Glabella (Stirnglatze) bis zu dem am meisten vorspringenden Punkt in der Mittellinie des Hinterhauptbeines
Größte Breite des Hirnschädels	Größter gemessener Abstand zwischen rechter und linker Seite oberhalb des äußeren Gehörganges und an der Naht zwischen Scheitel- und Schläfenbein
Histologie	Gewebelehre
Injektionspräparate	Anatomische Präparate zur Darstellung von Blut- und Lymphgefäßen sowie von Ausführungsgängen (z.B. drüsiger Organe) durch Einspritzung von Flüssigkeiten (Farblösungen, Tusche usw.) und erstarrenden Massen (Wachs, Harze, Leim)
Kiemenbögen	Wulstbildungen, die im Kopf-Hals-Bereich während der Embryonalentwicklung durch Gewebsverdichtungen entstehen; der 1. Kiemenbogen wird auch als Mandibularbogen bezeichnet
Kraniologie (Craniologie)	Lehre von Bau und Entwicklung des menschlichen und tierischen Schädels

Korrosionspräparate	Anatomische Präparate zur Darstellung von Blutgefäßen und Ausführungsgängen, die mit erstarrenden Massen gefüllt und deren umgebende Gewebe mittels Agenzien (z. B. Säuren) zerstört werden, damit Blutgefäße und Gänge übrig bleiben
Kustos (Custos)	Wächter, Hüter; wissenschaftlicher Abteilungsleiter oder Sachbearbeiter in Museen und größeren Sammlungen; gehobene Dienststellung an Universitäten
Makroskopische Anatomie	Teilgebiet der Anatomie, welches die mit bloßem Auge erkennbaren anatomischen Strukturen des Körpers (Organe, Nerven, Blutgefäße usw.) umfasst
Mazeration	Verfahren zur Herstellung von reinen Knochenpräparaten
Mikrotom	Gerät zur Herstellung dünner Gewebeschnitte für histologische Untersuchungen
Ontogenese	Gesamtheit der Entwicklungsprozesse eines Individuum
Osteologie	Lehre von Bau, Struktur und Entwicklung der Knochen
Pathologische Anatomie	Lehre von den krankhaften Störungen und Veränderungen anatomischer Strukturen
Persistenz	Bestehenbleiben von embryonalen Strukturen und Zuständen, die sich normalerweise schon vor der Geburt zurückbilden
Physiologie	Lehre von den Lebensvorgängen auf verschiedenen Funktionsebenen anatomischer Strukturen
Plastination	Verfahren zur Herstellung haltbarer anatomischer Präparate, in denen, unter Vakuum, an die Stelle von Gewebsflüssigkeit hochwertige polymere Kunststoffe gebracht werden
Prosektor	eigentlich Vorschneider, s. S. 17
Rhachischisis	Spaltbildung im Bereich der Wirbelsäule
Sirenenbildung	Angeborene Fehlbildung mit Verschmelzung der unteren Extremitäten unterschiedlichen Grades

Skoliose	Verbiegung der Wirbelsäule mit Rippenbuckel im Bereich der Brustwirbelsäule und Lendenwulst im Lendenbereich
Systematische Anatomie	Lehre von Bau und Struktur der Organe, geordnet nach Systemen (z. B. Bewegungsapparat [Skelet, Muskeln], Herz und Kreislauf, Atmungs- und Verdauungsorgane, Nervensystem und Sinnesorgane usw.)
Teratologie	Lehre von den Fehlbildungen, die durch Störungen und Entgleisungen während der vorgeburtlichen Entwicklung entstehen
Trepanation	Operatives Verfahren zur Schädelöffnung
Trockenpräparate	Anatomische Präparate, die durch Trocknung bei Anwendung unterschiedlicher präparationstechnischer Verfahren haltbar gemacht werden
Varietäten	Anatomische Abweichungen von den in der Regel vorliegenden Verhältnissen ohne Funktionsveränderungen
Vergleichende Anatomie	Teilgebiet der Anatomie, das den Bau von verwandten Organismen vergleicht und ihre Strukturen auf Wesensgleichheit untersucht
Zootomie	Anatomie der Tiere, Tierzergliederung
Zyklopie	Kennzeichen dieser Fehlbildung unterschiedlichen Schweregrades ist eine unpaare, in der Mittellinie des Kopfes, in der Regel der Stirnregion, gelegene Augenhöhle mit zwei getrennten oder verschmolzenen Augäpfeln
Zystennieren (Cystennieren)	Durchsetzung der Nieren mit unterschiedlich großen, mit Flüssigkeit gefüllten Cysten (Hohlräumen)

Literatur

Altmeyer, M.: Alfred Wilhelm Volkmann (1801–1877). Leben und Werk. Med. Diss., Halle 1963

Barfurth, D.: Wilhelm Roux. Anat. Anz. 59 (1925) 153–176

Barfurth, D., Braus, H., Spemann, H., Driesch, H., Magnus, G., Küster, E., Wetzel, G.: Wilhelm Roux zur Feier seines siebzigsten Geburtstages. Die Naturwissenschaften 8 (1920) 431–459

Beneke, R.: Johann Friedrich Meckel der Jüngere. Max Niemeyer Verlag, Halle 1934

Berner, S.: Die fünf Anatomen Meckel. Med. Diss., Freiburg i. Br. 1963

Concha Quezada, H.: Die Bedeutung J. F. MECKELS d. J. für die Sammlung des Anatomischen Instituts der Martin-Luther-Universität Halle-Wittenberg unter besonderer Berücksichtigung der Missbildungen. Ing.arbeit Fachr. Med.-morphol. Präp.technik, Halle 1984

Dahlenburg, B.: Kulturbesitz und Sammlungen der Ernst-Moritz-Arndt-Universität Greifswald. Hrsg.: Ernst-Moritz-Arndt-Universität Greifswald. Hinstorff, Rostock 1995

Dolgner, A.: Die Bauten der Universität Halle im 19. Jahrhundert. Ein Beitrag zur deutschen Universitätsbaugeschichte. fliegenkopf verlag, Halle 1996

Eisler, P.: Serie von Frontalschnitten eines männlichen Kopfes. Verh. Anat. Ges. 16 (1902) 244–246

Eisler, P.: Zwei Reihen von Gefrierschnitten durch Köpfe Erwachsener, in Glyceringelatine aufbewahrt. Verh. Anat. Ges. 33 (1924) 312

Elze, C.: Paul Eisler. Anat. Anz. 83 (1936/37) 149–156

Eulner, H.-H.: Hallesche Straßennamen als Denkmäler hallescher Mediziner. V. Philipp Friedrich Meckel (1755–1803) und Johann Friedrich Meckel d. J. (1781–1833). Hallesches Monatsheft 5/12 (1958) 604–610

Eulner, H.-H.: Die Entwicklung der medizinischen Spezialfächer an den Universitäten des deutschen Sprachgebietes. Ferdinand Enke Verlag, Stuttgart 1970

Faller, A.: Die Entwicklung der makroskopisch-anatomischen Präparierkunst von Galen bis zur Neuzeit. Acta anat. Suppl. 7 (1948) 1–115

Fischer, B.: Die halleschen Anatomen Meckel Vater und Sohn: Genial oder skurril? In: Hartwich, H.-H., Berg, G., Bedeutende Gelehrte der Universität zu Halle seit ihrer Gründung im Jahr 1694, S. 75–80. Leske u. Budrich, Opladen 1995

Fischer, B.: Das Institut für Anatomie und Zellbiologie. scientia halensis 4/Ausg. 3 (1996) 29–32

Freydank, H.: Die Universität Halle. Ihre Anstalten, Institute und Kliniken, Stadt und Umgebung. Lindner-Verlag F. Lindner, Düsseldorf 1928

Friederich, A.: Ein Beitrag zur Mikrocephalie. Druck B. Angerstein, Wernigerode 1883

Fröber, R.: MUSEUM ANATOMICUM JENENSE. Jenzig-Verlag Gabriele Köhler, Jena 1996

Gellhorn, 0. v.: Die berühmte hallische Anatomenfamilie Meckel von Hemsbach. Ekkehard, Mitt.-Bl. dtsch. geneal. Abende (Halle/Saale) 9 (1933) 212–213, 233–234

Göbbel, L., Schultka, R.: Das wissenschaftliche Programm von Johann Friedrich Meckel d. J. (1781–1833) und seine Bedeutung für die Entwicklung der Wissenschaft vom Leben. Ann. Anat. 184 (2002) 519–522

Göbbel, L., Steinicke, E., Schultka, R.: Die Anatomischen Sammlungen. In: Görgner, E., Heidicke, D., Klaus, D., Nicolai, B., Schneider, K. (Hrsg.), Kulturerbe Natur. Naturkundliche Museen und Sammlungen in Sachsen-Anhalt, S. 96–103. mdv Mitteldeutscher Verlag, Halle 2002

Grote, L. R. (Hrsg.): Die Medizin der Gegenwart in Selbstdarstellungen; Wilhelm Roux, S. 141–206. Verlag Felix Meiner, Leipzig 1923

Grundmann, K., Aumüller, G.: Das Marburger Museum Anatomicum. Geschichte und Ausstellungsgegenstände. In: Marburger Stadtschriften zur Geschichte und Kultur, Bd. 42. Hrsg. Magistrat der Universitätsstadt Marburg, Presseamt, Marburg 1992

Hallisches patriotisches Wochenblatt V. Jahrg. (1804) 1. Quartal, 12. und 13. Stück

Hildebrand, R.: Ein menschliches Bild vom Menschen? Zum Wandel des Menschenbildes in der Anatomie. Ann. Anat. 175 (1993) 519–529

Hildebrand, R.: Zum Bilde des Menschen in der Anatomie der Renaissance: Andreae Vesalii De humani corporis fabrica libri septem, Basel 1543. Ann. Anat. 178 (1996) 375–384

Jahn, I.: War Gustav Wilhelm Münter (1804–1870) ein „Plagiator“ Kielmeyers? In: Kanz, K. T. (Hrsg.), Philosophie des Organischen in der Goethezeit. Studien zu Werk und Wirkung des Naturforschers Carl Friedrich Kielmeyer (1765–1844), S. 174–210. Franz Steiner Verlag, Stuttgart 1994

Kaiser, W.: Anatomisch-osteologischer Unterricht in der Gründungsepoche der Universität Halle. Anat. Anz. 126 (1970) 1–11

Kaiser, W.: 250 Jahre Theatrum Anatomicum Halense. Wiss. Z. Univ. Halle 27 (1978) 123–141

Kaiser, W., Krosch, K.-H.: Zur Geschichte der Medizinischen Fakultät der Universität Halle im 18. Jahrhundert (V, VI). Wiss. Z. Univ. Halle 13 (1964) 797–836

Kaiser, W., Krosch, K.-H.: Zur Geschichte der Medizinischen Fakultät der Universität Halle im 18. Jahrhundert (VII). Wiss. Z. Univ. Halle 14 (1965) 1–48

Kaiser, W., Piechocki, W.: Der hallesche Anatomie-Unterricht in der Meckel-Ära. Anat. Anz. 126 (1970) 255–265

Kapitza, B.: Dr. Gustav Wilhelm Münter (1804–1870) und die Meckelschen Sammlungen. Med. Diss., Halle 2003

Kapitza, B., Göbbel, L., Schultka, R.: Dr. Gustav Wilhelm Münter (1804–1870) – der „unbekannte" Aufseher der Meckelschen Sammlungen. Ann. Anat. 184 (2002) 547–550

Kasten, H.: Anatomisches Institut 1834–1954 und wissenschaftlicher Nachlass von Prof. Hermann Welcker aus den Jahren 1854–1895. Abschlussarbeit Fachschule für Archivwesen Potsdam, Halle 1975

Klunker, U. R.: Bestand und Identität der human-teratologischen Präparate in den Meckel'schen Sammlungen unter besonderer Berücksichtigung des wissenschaftlichen Werkes von Johann Friedrich Meckel dem Jüngeren (1781–1833). Med. Diss., Halle 2003

Klunker, R., Göbbel, L., Musil, A., Tönnies, H., Schultka, R.: Johann Friedrich Meckel d. J. (1781–1833) und die moderne Teratologie. Ann. Anat. 184 (2002) 535–540

Klunker, R., Musil, A., Steinicke, E., Schultka, R.: The importance of Johann Friedrich Meckel the younger (1781–1833) for modern teratology – represented by original preparations of Meckel's collections at Halle (Saale). In: Vogel, R., Fanghänel, J., Koppe, Th. (Eds.), Aspects of Teratology, Vol. 2, pp. 167–171. Tectum-Verlag, Marburg 2001

Körperwelten: Einblicke in den menschlichen Körper. Hrsg.: Institut für Plastination Heidelberg, 6. Aufl. Institut für Plastination; Landesmuseum für Technik und Arbeit in Mannheim, Mannheim 1998

Lesky, E.: Franz Joseph Gall 1758–1828. Naturforscher und Anthropologe. In: Ackerknecht, E. H., Buess, H. (Hrsg.), Hubers Klassiker der Medizin und der Naturwissenschaften, Bd. 15. Verlag Hans Huber, Bern/Stuttgart/Wien 1979

Meckel [d. J.], [J. F.]: Ueber die Divertikel im Darmkanal. Arch. Physiol. 9 (1809) 421–453

Meckel [d. J.], J. F.: Beyträge zur vergleichenden Anatomie, 1. Bd., 2. H. Verlag Carl Heinrich Reclam, Leipzig 1809

Meckel [d. J.], J. F.: Handbuch der pathologischen Anatomie. Bände I, II/1, II/2. Verlag Carl Heinrich Reclam, Leipzig 1812, 1816, 1818

Meckel [d. J.], J. F.: System der vergleichenden Anatomie. 1. bis 5. Teil (2. Teil/l. u. 2. Abt.). Rengersche Buchhandlung, Halle 1821, 1824, 1825, 1828, 1829, 1831

Meckel, Ph. F.: Dissertatio Anatomico-Physiologica De Labyrinthi Auris Contentis. Diss. 1777

Mocek, R.: Wilhelm Roux – Hans Driesch. Zur Geschichte der Entwicklungsphysiologie der Tiere. Gustav Fischer Verlag, Jena 1974

Moeller, H.: Zum Plädoyer für Johann Friedrich Meckel den Jüngeren. Selbstverlag 1993

Müller-Dietz, H. E., Salaks, J.: Dies ist mein Palladium. Justus Christian von Loders Sammlung anatomischer Präparate. Paula Stradina Medicinas vestures muzejs, Riga 1992

Nagel, A.: Meckel 1781–1833 und Roux 1850–1924. In: 250 Jahre Universität Halle. Streifzüge durch ihre Geschichte in Forschung und Lehre, S. 172–183. Max Niemeyer Verlag, Halle 1944

Neuß, E., Ludwig Wucherer. Sein Leben und sein Wirken. Gebauer-Schwetschke Druckerei u. Verlag, Halle 1926

Paasch, E.-W.: Vorfahren und Nachkommen der Anatomen Meckel. Ekkehard. Familien- und regionalgeschichtliche Forschungen NF 10 (2003) 69–81, 97–109

Peschke, E.: Laudatio für Herrn Professor em. Dr. Dr. Dr. h. c. Joachim-Hermann Scharf anlässlich seines 75. Geburtstages am 7. November 1996. Leopoldina (R. 3) 42 (1997) 149–161

Piechocki, W.: Zur Leichenversorgung der halleschen Anatomie im 18. und 19. Jahrhundert. Acta Historica Leopoldina 2 (1965) 67–105

Reiss, H. J.: Zur Geschichte des Pathologischen Institutes der Martin-Luther-Universität Halle-Wittenberg. Wiss. Z. Univ. Halle 10 (1961) 779–798

Richter, G.: Das Anatomische Theater. Verlag Dr. Emil Ebering, Berlin 1936

Romeis, B.: Hermann Stieve. Anat. Anz. 99 (1953) 401–440

Runde's Chronik der Stadt Halle 1750–1835. Hrsg.: Thüringisch-Sächsischer Geschichtsverein, bearb. von B. Weißenborn. Gebauer-Schwetschke Druckerei u. Verlag, Halle 1933

Scharf, J. H.: Johann Christian Reil als Anatom. Nova Acta Leopoldina N. F. 22 (1960) 51–98

Scharf, J.-H.: Der Anatomenstreit um Schillers Schädel. Nova Acta Leopoldina N. F. 29 (1964) 179–194

Scharf, J.-H.: Hermann Welcker 1822–1897. In: Freund, H., Berg, A. (Hrsg.), Geschichte der Mikroskopie. Leben und Werke großer Forscher, Bd. 2, S. 483–493. Umschau Verlag, Frankfurt (Main) 1965

Scharf, J.-H.: „Stomatologisches" und „kraniale Missbildungen" in der Graphik Goyas. Nova Acta Leopoldina N. F. 33 (1967) 97–142

Scharf, J.-H.: Die erste Röntgen-Aufnahme eines menschlichen Schädels. Biol. Rundschau 10 (1972) 202–205

Scharf, J.-H.: Dialektik der Zeit. Gegenbaurs morph. Jahrb. 124 (1978) 461–475

Scharf, J.-H.: Die Sonnenuhr. Nova acta Leopoldina NF 54 (1981) 283–411

Scharf, J.-H.: Zur Dialektik der Glottogenesis – Ein Beitrag zur Fundierung der Biolinguistik. Gegenbaurs morph. Jahrb. 134 (1988) 647–665

Schierhorn, H.: Die Anatomen Meckel und das Schicksal ihrer letzten Ruhestätten in Berlin und Halle. Wissensch. Beitr. Martin-Luther-Universität Halle-Wittenberg 1969/2 (1969) 153–175

Schierhorn, H.: Die Bildnisse der Anatomen Meckel und die Meckelschen Familienschädel in Halle. Wiss. Z. Univ. Halle 18 (1969) 561–578

Schierhorn, H.: Johann Friedrich Meckel (1724–1774). Eine bio-ergographische Studie. Anat. Anz. 137 (1975) 221–256

Schierhorn, H.: Johann Friedrich Meckel d. J. als Begründer der wissenschaftlichen Teratologie. Gegenbaurs morph. Jahrb. 130 (1984) 399–439

Schierhorn, H.: Der Prosektor und seine Stellung in der Hierarchie anatomischer Institutionen, demonstriert vor allem an den Anatomien in Berlin, Halle, Leipzig, Rostock und Greifswald. Anat. Anz. 159 (1985) 311–346

Schierhorn, H., Schmidt, R.: Beitrag zur Genealogie und Kraniologie der Familie MECKEL. Verh. Anat. Ges. 63 (1968) 591–599

Schierhorn, H., Schmidt, R.: Demonstration zur Genealogie und Kraniologie der Familie MECKEL. Verh. Anat. Ges. 63 (1968) 793–795

Schierhorn, H., Schmidt, R.: Bericht über die Exhumierung von JOHANN FRIEDRICH MECKEL d. J. und seiner Gemahlin auf dem Friedhof Halle-Giebichenstein. Anat. Anz. 124 (1969) 394–402

Schipperges, H.: Moderne Medizin im Spiegel der Geschichte. Georg Thieme Verlag, Stuttgart 1970

Schrader, W.: Geschichte der Friedrichs-Universität zu Halle. F. Dümmlers Verl.buchhandlung 1894

Schultka, R., Göbbel, L.: Johann Friedrich Meckel der Jüngere (1781–1833) – der bedeutende hallesche Naturforscher und Gelehrte. Ann. Anat. 184 (2002) 503–508

Schultka, R., Göbbel, L.: Präparationstechniken und Präparate im 18. und frühen 19. Jahrhundert, dargestellt an Beispielen aus den anatomischen Sammlungen zu Halle (Saale). In: Helm, J., Stukenbrock, K. (Hrsg.), Anatomie Sektionen einer medizinischen Wissenschaft im 18. Jahrhundert, S. 49–81. Franz Steiner Verlag, Wiesbaden 2003

Schultka, R., Steinicke, E., Fischer, B.: Die Anatomischen Sammlungen zu Halle (Saale). In: Speler, R.-T., 300 Jahre Universität Halle 1694–1994. Schätze aus den Sammlungen und Kabinetten, S. 260–270. Edition Stekofoto, Halle 1994

Schultka, R., Steinicke, E., Frommann, M., Sturm, L.: Hermann Welcker (1822–1897) und die Anatomischen Sammlungen zu Halle (Saale). Verh. Anat. Ges. 93 (1998) 182–183

Schultka, R., Viebig, M., Steinicke, E.: Anatom aus Leidenschaft. Auf der Suche nach den Skeleten der Meckelschen Kinder. Scientia halensis Ausg. 4 (1998) 3–4

Schultze-Galléra, S. Baron v.: Des Anatomen Meckel Skelettierung. Hallische Nachrichten 178 (1928) 5

Schwarz, S.: Die anatomische Privatsammlung der Anatomenfamilie Meckel unter besonderer Berücksichtigung ihres präparationstechnischen Profils. Med. Diss., Halle 1999

Senff, C. F.: Nonnulla De Incremento Ossium Embryonum Inprimis Graviditatis Mensibus. Med. Diss., Halle 1801

Solger, B.: Hermann Welcker. Anat. Anz. 14 (1898) 102–112

Sturm, L.-B.: Die humananatomische Sammlung des Institutes für Anatomie und Zellbiologie zu Halle/Saale – ihre Geschichte und ihr Präparationsprofil unter den Direktoren Eduard d'Alton (1803–1854), Alfred Wilhelm Volkmann (1801–1877) und Hermann Welcker (1822–1897). Med. Diss., Halle 1997

Tasche, W.: Die Anatomischen Theater und Institute der deutschsprachigen Unterrichtsstätten (1500–1914). Med. Diss., Köln 1989

Tautz, P.: Hermann Welcker (1822–1897). Genealogie – Leben – Werk. Med. Diss., Halle 1981

Tautz, P., Helwin, H., Steinicke, E., Koehn, Ch.: Die Exhumierung Hermann Welckers. Anat. Anz. 131 (1972) 204–224

Thilenius, [ ]: Führer durch die Lernsammlungen der Kgl. Anatomie zu Breslau. Druck Grass, Barth & Comp. (W. Friedrich), Breslau 1914

Tiedemann, [L.] v.: Die medicinischen Lehrinstitute der Universität Halle A./S. Verlag Ernst & Korn (Gropius'sche Buch- und Kunsthandlung), Berlin 1882

Tönnies, H., Klunker, R., Saar, K., Göbbel, L., Musil, A., Schultka, R.: Molekularzytogenetische Analysen an alter DNA (aDNA) anhand von Präparaten der Meckelschen Sammlungen zu Halle (Saale). Ann. Anat. 184 (2002) 541–545

Trocha-Strack, R.: Der fetale Phänotyp des Meckel-Syndroms. Fetal-pathologische Untersuchungen zur Abgrenzung eines Symptomenkomplexes. Verlag Görich & Weiershäuser, Marburg 1996

Vater, A.: Regii In Academia Ad Albim Mvsei Anatomici Avgvstei Catalogus Vniversalis. Wittenberg, 1736

Vesalius, A.: De humani corporis fabrica libri septem. Basel, 1543

Viebig, M., Schultka, R.: Die Anatomen Meckel. Zur Genealogie einer halleschen Ärztefamilie. Zeitschrift für Heimatforschung, Beiheft 5, S. 1–32. Verlag A. Gursky, Halle/Saale 1998

Viebig, M., Schultka, R.: Zur Genealogie der Anatomen-Familie Meckel (von Hem[b]sbach). Ann. Anat. 184 (2002) 551–554

Voss, H.: Der Gipfel anatomischer Leidenschaft. In memoriam Philipp Friedrich Theodor Meckel 1755–1803. Anat. Anz. 99 (1952/53) 328–332

Wackwitz, W.: Abraham Vater (1684–1751). Anat. Anz. 160 (1985) 77–79

Welcker, H.: Ueber Aufbewahrung mikroskopischer Objecte nebst Mittheilungen über das Mikroskop und dessen Zubehör. J. Ricker'sche Buchhandlung, Giessen 1856

Welcker, H.: Modelle zur Erläuterung der Form, des Volumens und der Oberflächenentfaltung der rothen Blutkörperchen der Wirbelthiere. Arch. mikrosk. Anat. 8 (1872) 472–480

Welcker, H.: Die neue anatomische Anstalt zu Halle. Arch. Anat. Entwickl. gesch. (1881) 161–192

Wolff, J.: Ueber die innere Architectur der Knochen und ihre Bedeutung für die Frage vom Knochenwachsthum. Arch. pathol. Anat. Physiol. klin. Med. 50 (1870) 389–450

Wolf-Heidegger, G., Cetto, A. M.: Die anatomische Sektion in bildlicher Darstellung. S. Karger, Basel/New York 1967

Zwiener, S.: Johann Samuel Eduard d'Alton (1803–1854) – Leben und Wirken. Med. Diss., Halle 2003

Zwiener, S., Göbbel, L., Schultka, R.: Der Anatom Johann Samuel Eduard d'Alton (1803–1854) – Leben und Wirken in Halle (Saale). Ann. Anat. 184 (2002) 555–559

Quellen

Des weiteren wurde eine große Anzahl von einschlägigen Archivalien und Katalogen, insbesondere des Universitäts-Archivs sowie des Instituts für Anatomie und Zellbiologie der Martin-Luther-Universität Halle-Wittenberg zu Halle herangezogen. Aus Platzgründen wird an dieser Stelle auf eine Auflistung im Einzelnen verzichtet. Detaillierte Archivangaben lassen sich zu einem Teil den Dissertationen von S. Schwarz und L.-B. Sturm entnehmen. Die Zusammenstellungen der Direktoren seit Gründung der Universität knüpfen an die erarbeiteten Übersichten H. Welckers an. Die von Welcker sowie Schierhorn und Schmidt publizierte Genealogie zur Meckel-Dynastie diente der eigenen Darstellung als Vorlage; die Angaben wurden überarbeitet, ergänzt und deutlich erweitert. Die Zeittafeln zu A. W. Volkmann und H. Welcker wurden aus den Dissertationen von M. Altmeyer bzw. P. Tautz übernommen und modifiziert. Eine ganze Reihe neuer wertvoller Erkenntnisse ist durch die Dissertationen von R. Klunker, B. Kapitza und S. Zwiener hinzugekommen.

Abbildungsnachweis

Abb. 1	Postkarte (14 x 9 cm) Kgl. Kliniken, 1463, Verlag Zedler & Vogel, Kunstanstalt, Darmstadt, im Besitz von E. Steinicke
Abb. 2	aus: L. v. Tiedemann (1822), S. 39
Abb. 3, 5, 6, 21, 32, 38, 40	Archiv des Institutes für Anatomie und Zellbiologie
Abb. 4	Orig. im Besitz von L.-B. Sturm
Abb. 7	aus: A. Vesalius (1543), im Institutsbesitz
Abb. 8	Universitätsarchiv der Martin-Luther-Universität Halle-Wittenberg
Abb. 9–12, 14, 15, 17, 18, 23, 24	Photogramme des Institutsarchivs
Abb. 13	Original in Privatbesitz G. Bunsen
Abb. 16	aus: Die Naturwissenschaften (1920), 8. Jg., Heft 23
Abb. 20	aus: Beneke (1934)
Abb. 22	aus: Ph. F. Meckel (1777), Bibliothek der Akademie der Naturforscher Leopoldina
Abb. 26	Originalstich, Institutsarchiv
Abb. 28	aus: J. Meckel (1809)

Danksagung

Dank gebührt allen, die mit Rat und Unterstützung geholfen haben, insbesondere auch Herrn Verleger Willi Lau, Reinbek, für die Übernahme des Manuskriptes zur Veröffentlichung und Herrn Holger Schultka, Erfurt, für wertvolle Hinweise und Diskussionen. Zu danken ist auch der Universitäts- und Landesbibliothek Halle, der Bibliothek der Akademie der Naturforscher Leopoldina sowie dem Universitäts-Archiv Halle. Unsere Bemühungen, die Sammlungen zu erhalten und zu pflegen, erfuhren in den letzten zehn Jahren umfassende Unterstützung durch Arbeitsbeschaffungsmaßnahmen der Bundesagentur für Arbeit. Dadurch konnten viele Arbeiten in den Sammlungen umgesetzt werden. Sie waren darauf gerichtet, den gesamten Präparatebestand neu zu erfassen, zu katalogisieren, zu dokumentieren und etliche Stücke vor allem des vergleichend-anatomischen Sammlungsbestandes zu reparieren. Die Öffentlichkeitsarbeit konnte dadurch gefördert werden.

Spenden für die Erhaltung und Pflege der Meckelschen Sammlungen erbitten wir über die Kontoverbindung Meckelsche Sammlungen:

Bank:	Deutsche Bundesbank Filiale Halle
BLZ:	800 000 00
Konto-Nr.:	8000 1530
Verwendungszweck:	30 60 07 (Meckelsche Sammlungen)

Homepage Meckelsche Sammlungen:
http://www.1.medizin.uni-halle.de/iaz/meckel/index.htm

Mit freundlicher Unterstützung durch

Walter Lühmann, Halle
Schering Deutschland GmbH, Berlin
Endotec, Burscheid
Undine Netz, Halle
Eberhardt Hage, Zeitz
Euro-Schulen Halle
Event & Touring GbR, Halle
Dr. A. L. Narasimhan, Bangalore (Indien)
Sanitätsoffiziere aus Delitzsch, Erfurt, Gera, Halle und Weißenfels